AF854744

Mit freundlicher Unterstützung
der Firma

curasan®
Pharma GmbH

63875 Kleinostheim
Lindigstraße 4

Regionalanästhesie im Kindesalter

Herausgegeben von W. Dick
unter Mitarbeit von J. Jage und W. Heinrichs.

CIP-Kurztitelaufnahme der Deutschen Bibliothek:

Dick, Wolfgang:
Regionalanästhesie im Kindesalter / herausgegeben von W. Dick,
unter Mitarbeit von J. Jage und W. Heinrichs.
Verlag: Magenta, Concept & Druck GmbH, Hönebach, 1. Auflage, 1994.

ISBN 3-930308-00-2

Die Wiedergabe von Gebrauchsnamen, Handelsnamen, Warenbezeichnungen usw. in diesem Werk berechtigt auch ohne besondere Kennzeichnung nicht zu der Annahme, daß solche Namen im Sinne der Warenzeichen- und Markenschutz-Gesetzgebung als frei zu betrachten wären und daher von jedermann benutzt werden dürften.

Produkthaftung: Für Angaben über Dosierungsanweisungen und Applikationsformen kann vom Verlag keine Gewähr übernommen werden. Derartige Angaben müssen vom jeweiligen Anwender im Einzelfall anhand anderer Literaturstellen auf ihre Richtigkeit überprüft werden.

Typograhie und Satz: Fotosatzstudio M. Schnerr, Aschaffenburg
Druck: Hoehl-Druck GmbH + Co., Bad Hersfeld
Verlag: Magenta, Concept & Druck GmbH, Hönebach.

Inhalt

Seite

Seite

Spezielle Verfahren und ihre Durchführung

Einführung

W. Dick

Die Zahl von Regionalanästhesien beim Erwachsenen hat in den letzten Jahren deutlich zugenommen, sowohl intraoperativ als auch in der postoperativen Phase und zur Behandlung chronischer Schmerzzustände.

Selbst vermeintliche „Tabus", wie die Spinalanästhesie bei der Sectio, wurden einer sorgfältigen Untersuchung unterzogen und teilweise revidiert.

Die Regionalanästhesie im Kindesalter zählt hingegen nach wie vor zu den Analgesieformen, um die man vielfach einen Bogen schlägt. Dies liegt zum einen daran, daß die allgemeinen anatomischen Verhältnisse im Kindesalter häufig so sind, daß schon die Anlage eines venösen Zugangs hinreichend Schwierigkeiten bereitet, ganz abgesehen von der Applikation einer wie auch immer gearteten Nadel in einen nach Millimetern oder Bruchteilen davon messenden Peridural- oder Spinalraum. Auch sind die spezifischen anatomischen Bedingungen wie etwa die Lage des Rückenmarks im Wirbelkanal deutlich anders als beim Erwachsenen.

Ungeachtet dessen ist die Regionalanästhesie bei Kindern nach Dalens (1) einige 1000 Jahre alt. In Ägypten wurde sie offensichtlich zur Analgesie bei Zirkumzisionen benutzt. Danach verschwanden die Techniken praktisch vollständig und zwar aus mehreren Gründen:

- den wesentlichen Fortschritten in der Allgemeinanästhesie beim Kind,
- der endotrachealen Intubation,
- der künstlichen Beatmung,
- der Einführung neuer Pharmaka,
- der generellen Steigerung der Sicherheit der Verfahren.

Zudem ist die Regionalanästhesie oft aufwendiger als die Allgemeinanästhesie, ggf. mit Komplikationen und medicolegalen Konsequenzen behaftet, erfordert nicht selten mehr technische Fertigkeiten; außerdem haben die meisten Chirurgen lieber einen schlafenden als einen wachen Patienten vor sich, auch oder erst recht im Kindesalter.

Leigh und Belton (2), die amerikanischen Altmeister der Kinderanästhesie, haben noch 1948 bzw. 1949 berichtet, daß sie 10% aller Eingriffe im Kindesalter in Spinalanästhesie durchführten.

1967 (anläßlich meiner Ausbildung in Kinderanästhesie bei den beiden Pionieren im Childrens Hospital in Los Angeles) konnte dort niemand mehr eine Spinalanästhesie erlernen.

In den 70er Jahren begann die derzeit zu beobachtende Renaissance der Regionalanästhesie auch im Kindesalter; man entdeckte nämlich u. a., daß diese Anästhesieform eine sehr vernünftige, ergänzende Methode zur Allgemeinanästhesie sein kann, insbesondere für die postoperative Analgesie. Zudem wurden Instrumentarium und Techniken verfeinert, z. B. Nervenstimulatoren eingeführt.

Die Beobachtung, daß zumindesten Säuglinge hämodynamisch nahezu inert auf rückenmarksnahe Regionalanästhesien reagieren, hat weiter zu ihrer Verbreitung, insbesondere bei Neugeborenen und Säuglingen in desolaten Zuständen beigetragen.

Nichtsdestoweniger sind die Kontroversen über das Für und Wider der Regionalanästhesie weit verbreitet; auch heute noch wird von namhaften Vertretern der Anästhesie die Auffassung vertreten, daß die Kombination einer Regionalanästhesie und einer Allgemeinanästhesie im Erwachsenenalter zum Zwecke der Einsparung von Anästhetika und zur postoperativen Analgesie medicolegal bedenklich sei. Dies wird erst recht für das Kindesalter gelten.

Angesichts dieser Kontroversen und der auch bei uns immer häufigeren Praktizierung der Regionalanästhesie bei Kindern für die postoperative Phase wollten wir unsere Erfahrungen einem breiteren Kreise zugänglich machen und die kontroversen Aspekte gemeinsam diskutieren.

Literatur:

(1) Dalens B, Tanguy A, Haberer JP, 1986
Lumbar Epidural Anesthesia for Operative and Postoperative Pain Relief in Infants and Young Children
Anesthesia Analgesia: 1069-73

(2) Leigh DM, Belton MK, 1948
Paediatric Anesthesia
1st Edn, p. 118, New York; Mc Millan

Anatomische und physiologische Besonderheiten im Zusammenhang mit dem Einsatz von Leitungsblockaden

O. H. Schulte-Steinberg

Die Möglichkeiten der Regionalanästhesie beim Kind werden von einer Reihe Besonderheiten sowohl der Anatomie als auch der Physiologie beeinflußt.

Anatomische Unterschiede zum Erwachsenen:

Während beim Erwachsenen das Rückenmark in Höhe von L1 endet, reicht es beim Neugeborenen bis L3. Entsprechend liegt das Ende des Duralsacks bei S4 im Gegensatz zu S2 beim älteren Kind und Erwachsenen. Auch die Liquormenge/kg KG ist unterschiedlich (Tab. 1).

Das epidurale Fettgewebe ist bei Kindern sehr locker, so daß Katheter bis in den thorakalen Bereich über einen oberen lumbalen Zugang vorgeschoben werden können. Die

	Neugeb.	Kleinkind	ält. Kind	Erw.
Stand des unteren Rückenmarkendes	L 3	L 1 mit 12 Mon.	L 1	L 1
Stand des unteren Duraendes	S 4	S 2	S 2	S 2
Liquor pro kg KG	4 ml rel. größere Vol. v. La erforderlich	3 ml	2 ml	2 ml

Tabelle 1 Anatomische und physiologische Besonderheiten bei Kindern (1)

Ossifikation der Intervertebralräume findet erst jenseits des 25. Lebensjahres statt, so daß Epiduralpunktionen auch zwischen S2 – S3 möglich sind (Tab. 2).

Während die Foramina intervertebralia sich im Erwachsenenalter zunehmend schließen, sind sie in allen Altersstufen des Kindesalters noch offen; die Fascien und Bänder sind dünn, die Nerven kleinkalibrig und ihre Myelinisierung erst jenseits des 18. Lebensmonats abgeschlossen (Tab. 3).

	Neugeb.	Kleinkind	ält. Kind	Erw.
Epidurales Fettgewebe	sehr locker	sehr locker	locker	dicht
	Einführung von Kathetern möglich bis in thorakale, obere lumbale, untere lumbale Segmente			
Wirbelsäule L 5 - S 1	ca. in Höhe des. Becken-kamms	L 5 - S 1 sinkt ab m. Beginn d. aufrechten Ganges		
Ossifikation der Intervert. Räume	Epiduralpunktion S 2 - 3:			Ossifikat. vollst. mit 25 Jahren
	möglich	möglich	möglich	

Tabelle 2 Anatomische und physiologische Besonderheiten bei Kindern (2)

	Neugeb.	Kleinkind	ält. Kind	Erw.
Foram. intervert.	offen	offen	offen	zunehmend fibr. verschlossen
Fascien und Bänder	dünn	dünn		
Nerven	kleines Kaliber, Myelinisierung erst nach 18 Monaten vollständig Blockade durch niedrig %ige LA möglich		Kalib. <als bei Erwachsenen	höher %ige LA erforderlich

Tabelle 3 Anatomische und physiologische Besonderheiten bei Kindern (3)

Die Entfernung der Hautoberfläche vom Epiduralraum läßt sich nach der Busonischen Formel folgendermaßen errechnen:

Entfernung der Hautoberfläche vom Epiduralraum nach Busoni Tiefe = (Alter in Jahren x 2) plus 10 mm linear ansteigend von 10 mm bei der Geburt
z. B. 3 Jahre: Tiefe = 3 x 2 plus 10 mm = 16 mm

Tafel 1

Physiologische Besonderheiten:

Das relativ größere Liquorvolumen erfordert auch eine relativ höhere Dosierung des intrathekal zu applizierenden Lokalanästhetikums.

Die Compliance des Epiduralraums ist dabei wichtiger als der Druck für die Ausbreitung von injizierten Lösungen (Tafel 2). Durch die geringe Menge an epiduralem Fett werden die fettlöslichen Lokalanästhetika weniger gebunden; aus diesem Grunde kann im Gegensatz zum Erwachsenen durch Zusatz von Adrenalin die Wirkungszeit der Lokalanästhetika deutlich verlängert werden (Tab. 4).
Aufgrund der unvollständigen Myelinisierung und des geringeren Kalibers der Nerven sind erheblich dünnere Lösungen der Lokalanästhetika ausreichend. Wegen anatomischer und physiologischer Besonderheiten bei Kindern genügt unterhalb eines Jahres eine 0,175 % ige Bupivacain-Lösung, während die Konzentration jenseits des ersten Lebensjahres schon auf 0,25 % erhöht werden muß. Der Mangel an

	Neugeb.	Kleinkind	ält. Kind	Erw.
Sympathikus	nicht voll entwickelt bis zu 8 Jahren RR und Herzfrequenz bei RM-nahen Blockaden kaum beeinflußt			deutlich beeinflußt
Verlängerter Wirkungs-Eff. d. adr.-halt. Bupivacain	+	+	bis zu 8 Jahren	

Tabelle 4 Anatomische und physiologische Besonderheiten bei Kindern (4)

Myelinisierung ist auch vermutlich verantwortlich für eine höhere Ausbreitung des Differentialblocks aufgrund weniger entwickelter Diffusionsbarrieren der C-Fasern (Abb. 1). Die C-Fasern werden noch durch Nadelstiche erregt, dagegen die A-Delta-Fasern durch festes Kneifen. Die Reizleitung ist beim Neugeborenen und jungen Säugling verlangsamt, so daß es auf Schmerzreizung zu verspätetem Grimassieren kommt.

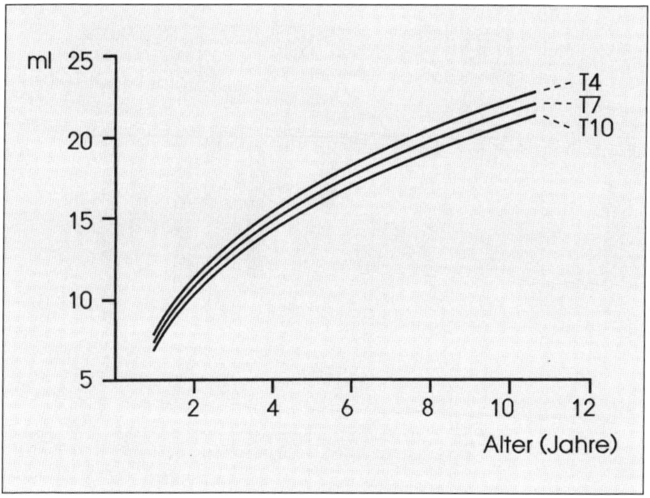

Abb. 1 Analgesieniveau bei lumbaler PDA in Abhängigkeit vom Alter und Volumen (P. Busoni).

Opioidrezeptoren sind bereits beim Foeten nachweisbar, sie wachsen nach der Geburt an Zahl schnell an. Die Plasmaaktivität an β-Endorphinen ist beim Neugeborenen 3-4 mal höher als beim Erwachsenen; dies bestätigt den klinischen Eindruck relativer Schmerzunempfindlichkeit in dieser Phase.

Der *Sympathikus* ist beim Kind erst mit etwa 8 Jahren voll ausgebildet. Dies bedingt ein Fehlen der beim Erwachsenen oft störenden Kreislaufreaktionen (Abb. 2 u. Abb. 3).

Interessant ist in diesem Zusammenhang auch die Tatsache, daß es bei kleineren Kindern unter Epiduralanästhesie zu keiner signifikanten Durchblutungsveränderung an den unteren Extremitäten kommt, ganz im Gegensatz zum Erwachsenen. Jedoch tritt an den Armen eine Durchblutungsverminderung ein. Trotzdem konnte in zwei Fällen eine Ischämie in der unteren Körperhälfte durch eine Epiduralblockade aufgehoben werden.

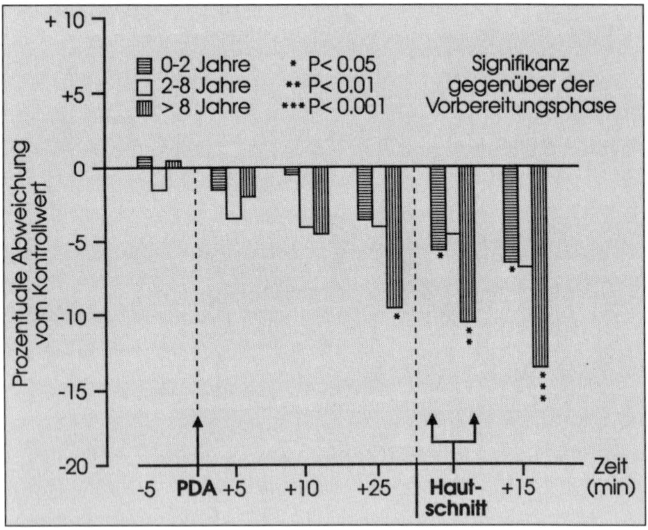

Abb. 2 Veränderung der Herzfrequenz während lumbaler PDA. Nach Murat et al. (1987)

Errechnung der Compliance nach der Usubiaga-Formel

$$\text{Compliance} = \frac{\text{Volumen der Lösung}}{\text{Druck der Injektion}}$$

beim 20jährigen 8 cm H_2O Druck und nach 20 Sekunden normal

beim 75jährigen 40 cm H_2O Druck und Plateau für Minuten

Tafel 2

Unabhängig von Differenzen in der Ausprägung der sympathischen Aktivitäten ist die Streßantwort auf operative Eingriffe beim Kind nahezu identisch der des Erwachsenen.

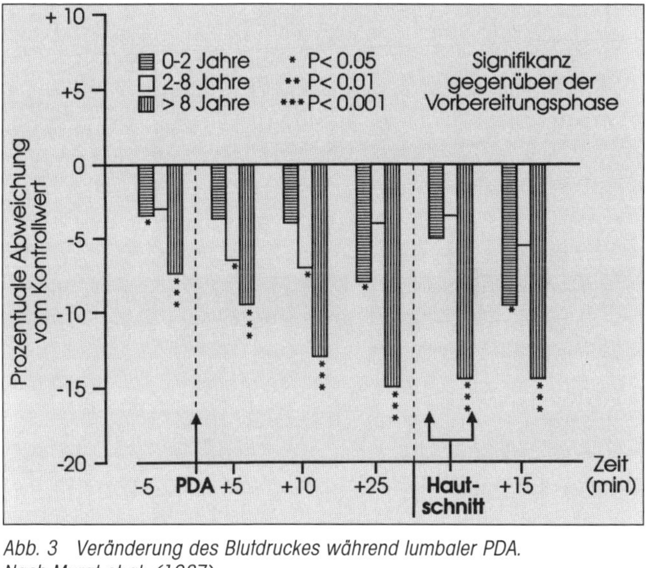

Abb. 3 Veränderung des Blutdruckes während lumbaler PDA. Nach Murat et al. (1987)

Literatur:

(1) Murat I, Delleur MM, Estere C, Egu JF, Raynaud P, Saint-Maurice C, 1987
Continuous epidural anaestesia in children: clinical and haemodynamic implications
Br J Anaesth 59: 1441

Pharmakologie und Pharmakokinetik der Lokalanästhetika und Opioide

U. Sack

Bei der Anwendung von Lokalanästhetika und Opiaten zur Regionalanästhesie sind – speziell im Kindesalter – einige pharmakologische Grundlagen zur Durchführung und zur Risikoabschätzung von Interesse.

Lokalanästhetika gehören im Gegensatz zu den Opiaten zu der Gruppe von Pharmaka, deren Wirkung nicht durch spezielle Rezeptoren, sondern durch direkte Wirkung auf Ionenkanäle innerhalb der Zellmembran vermittelt wird. Aus diesem Grund ist für das Verständnis des Wirkungsmechanismus ein Einblick in die Physiologie der Membran erregbarer Zellen notwendig.

In der Membranen von Nervenzellen befinden sich Ionenpumpen, die Kaliumionen bis zu einer intrazellulären Konzentration von ca. 120 mmol/l in die Zellen transportieren und Natriumionen aus dem intra- in den extrazellulären Raum befördern, bis die intrazelluläre Natrium-Konzentration auf etwa 10 mmol/l reduziert ist. Durch analoge Transportmechanismen wird die intrazelluläre Kalziumkonzentration extrem niedrig gehalten.

Aufgrund des hohen Konzentrationsgefälles versuchen die verschiedenen Ionen vom Ort erhöhter zum Ort der niedrigeren Konzentration zu gelangen. Da die Nervenzellmembran in Ruhe für Kaliumionen, nicht aber für Natrium- und Kalziumionen durchlässig ist, diffundieren zunächst Kaliumionen von intra- nach extrazellulär. Die überwiegend an Proteine gebundenen Anionen können jedoch der Diffusion der Kaliumionen nicht folgen. Folglich entsteht intrazellulär ein Übergewicht an negativen Ladungen, die den weiteren Kationenausstrom durch elektrostatische Kräfte behindern. Bei einem Potential von zirka −80 mV sind die Diffusionskräfte, die die Kaliumionen aus der Zelle treiben und die Kräfte, die den Kationenausstrom aus der Zelle behindern, etwa gleich groß.

Dieses Potential wird auch als Kaliumgleichgewichtspotential bezeichnet, denn hier sinkt der Nettokaliumstrom über die Membran auf Null. Das Ruhemembranpotential der Neurone beträgt etwa −60 bis −80 mV und liegt damit in der gleichen Größenordnung wie das Kaliumgleichgewichtspotential. Wird nun das Membranpotential z. B. durch einen Reiz vermindert, erhöht sich die Durchlässigkeit für Natrium. Natriumionen strömen jetzt dem Konzentrationsgefälle und zunächst auch den elektrostatischen Kräften folgend in die Zelle. Dieser Einstrom positiver Ladungen baut den Überschuß an negativen Ladungen im intrazellulären Raum ab. Ab einem kritischen Membranpotential nimmt der Natriumeinstrom sprunghaft zu und das Neuron depolarisiert. Dieser Natriumeinstrom führt kurzfristig sogar intrazellulär zu einem Überschuß an positiven Ladungen in der Zelle. Das Membranpotential erreicht in dieser Phase Werte von +20 bis +40 mV. Etwa 1 ms nach Überschreiten der Membranschwelle nimmt die Durchlässigkeit der Membran für Natrium rasch ab. Gleichzeitig nimmt der Kaliumausstrom aus der Zelle zu. Damit ist die Depolarisationsphase beendet und das Neuron repolarisiert bis das Membranpotential an seinen Ausgangswert zurückgekehrt ist. Der Angriffspunkt der Wirkung der Lokalanästhetika liegt nach heute gültigen Theorien innerhalb der Natrium-Kanäle. Die Basisstruktur dieser Natrium-Kanäle besteht aus einer Polypeptidkette mit vier sich wiederholenden Domänen gleicher Aminosäuresequenzen. Das jeweils sogenannte c-Segment einer Domäne ordnet sich um die Symmetrieachse an und bildet den Ionen-Kanal.

Im Ruhezustand sind diese c-Segmente mit den jeweils positive Ladungen tragenden d-Segmenten verbunden. Bei der Depolarisation wird durch Umlagerung der d- und g-Segmente das c-Segment nach außen verlagert und der Kanal geöffnet. Nach Butterworth und Strichartz (2) binden die Lokalanästhetika an die Helixabschnitte, die mit dem d-Segment verbunden sind und blockieren hierdurch die Kanalöffnung.

Beim Weg von der Injektionsstelle zur Membran der Nervenzelle finden Veränderungen am Molekül statt, die ebenfalls für die Wirkung von Bedeutung sind. Der pH-Wert der gewöhnlich verwendeten Lokalanästhetika liegt zwischen 3,5 und 6,8. Bei einem physiologischen pH liegen die Lokalanästhetika aufgrund ihrer chemischen Struktur überwiegend in protonierter Form vor. So liegt Lidocain mit einem pKa von 7,7 bei einem physiologischen pH zu ca. 65 % als Kation vor, Bupivacain dagegen zu ca. 80 %. Entsprechend dem Konzentrationsgefälle diffundieren die geladenen und ungeladenen Moleküle in Richtung der Nervenfaser.

Dort können nur die nicht protonierten, also ungeladenen Moleküle, die Zellmembran in ausreichendem Umfang passieren, und im intrazellulären Raum eine lokalanästhetische Konzentration aufbauen. Liegt der pH-Wert im entzündeten Gewebe bei 6,0, ist die Zahl der nicht protonierten Moleküle so gering, daß die Lokalanästhetika nur noch in geringem Umfang in den intrazellulären Bereich gelangen können. Die Leitungsfunktion von Nervenfasern wird daher mit sinkendem pH-Wert zunehmend langsamer ausgeschaltet. Entsprechend dem pH-Wert wandeln sich die nicht protonierten Moleküle, welche die Lipidschicht durchdrungen haben, im intrazellulären Raum teilweise wieder in protonierte Moleküle um. Von der intrazellulären Seite aus gelangen die Lokalanästhetika-Moleküle in die Natrium-Kanäle und verbinden sich dort mit Proteinen. Durch die Verbindung mit den Kanalproteinen wird die Inaktivierung des Kanals stabilisiert und der transiente rasche Anstieg des Natrium-Einstromes, der – wie oben erläutert – Voraussetzug für die Entstehung und Weiterleitung von Aktionspotentialen ist, bleibt somit aus.

Die üblicherweise verwendeten Lokalanästhetika werden nach der chemischen Struktur der verbindenden Kette zwischen der Aminoguppe und dem aromatischen Rest eingeteilt.

Diese unterschiedliche Bindung ist die Basis der Einteilung in Lokalanästhetika vom Ester- und vom Säureamidtyp und bestimmt die Metabolisierung und die Möglichkeit allergischer Nebenwirkungen. Die Ester können weiter nach der an der Esterbindung beteiligten Säure unterschieden werden. Sie sind entweder Ester der Benzoesäure oder der Paraaminobenzoesäure.

Die Lipophilie wird durch die aromatische Gruppe des Moleküls, die Hydrophilie vornehmlich durch das Amin bestimmt. Das dritte Strukturelement der Lokalanästhetika, welches den hydrophoben mit dem hydrophilen Teil des Moleküls verbindet, gewährleistet unter anderem die Positionierung des Moleküls an und in der Membran.

Die Lokalanästhetika werden im Blut konzentrationsabhängig an Proteine gebunden. Die Blutkonzentration und damit die systemische Toxizität wird durch die perfusionsabhängige Verteilung, passagere pulmonale Extraktion und Bindung des nicht an Plasmaprotein gebundenen Dosisanteils im Gewebe vermindert. Die Lokalanästhetika vom Amid-Typ werden vornehmlich in der Leber metabolisiert. Bei vielen Lokalanästhetika wird die Elimination vom Blutfluß durch die Leber limitiert, da dieses Organ eine große Kapazität zur Clearance dieser Substanzen besitzt. Jede Veränderung der Durchblutung, aber auch der enzymatischen Aktivität der Leber durch pathophysiologische Prozesse oder medikamentöse Einflüsse wirkt sich auf die Elimination dieser Substanzen aus.

Der Abbau der Lokalanästhetika vom Ester-Typ erfolgt über die Spaltung der Esterbindung durch die Plasma-Cholinesterase.

An fast allen erregbaren Strukturen wie Herz, motorischer Endplatte, ZNS und Ganglien werden die Erregungsvorgänge über die Öffnung von Natrium-Kanälen eingeleitet. Daher wird bei Erreichen entsprechender systemischer Konzentrationen, z.B. durch eine relative oder absolute Überdosierung die Erregungsleitung in allen diesen Strukturen blockiert. Der Vergleich der Relation der lokalanästhetischen zur kardiotoxischen Potenz, die bei Lidocain 1, bei Bupivacain dagegen 0,4 ist, zeigt, daß eine Kinetik der Lokalanästhetika bezüglich nervaler und kardialer Natrium-Kanäle nicht möglich ist. Diese Relation bedeutet, daß bei einer vierfach stärkeren lokalanästhetischen Potenz des Bupivacains gegenüber Lidocain dessen kardiotoxische Potenz 10fach größer ist.

Nach in vitro Untersuchungen (3) blockiert Bupivacain in einer Konzentration von 0,2 µg/ml eine Mehrzahl der cardialen Natrium-Kanäle, während die diastolische Erhohlung relativ lange dauert. Man bezeichnet diese Art der Blockade auch als fast in – slow out. Dazu im Vergleich blockieren 5 – 10 µg/ml Lidocain ebenfalls einen wesentlichen Anteil der Kanäle, aber die Erhohlung während der Diastole ist wesentlich schneller.

Die in vitro Untersuchungen lassen zweierlei Schlußfolgerungen zu:

1. Sie bestätigen die klinische Erfahrung, daß die Kardiotoxizität von Bupivacain höher ist als diejenige von Lidocain.
2. Speziell bei höheren Herzfrequenzen, wie sie beispielsweise bei Säuglingen oder Kleinkindern vorliegen, bedeuten eine absolute oder relative Überdosierung von Lokalanästhetika eine zusätzliche Gefahr.

Spezielle Gesichtspunkte bei Säuglingen und Kleinkindern

Der Abbau der Ester erfolgt wie oben bereits erwähnt über die Plasma-Cholinesterase. Neugeborene und Kinder bis zu einem Alter von 6 Monaten besitzen weniger als die Hälfte des Plasmaspiegels dieser Enzyme als Erwachsene. Dadurch ist die Clearance dieser Gruppe von Lokalanästhetika vermindert und die Wirkung verlängert. Im Fall der Amide ist es von Bedeutung, daß Neugeborene und Kleinkinder einen reduzierten Blutfluß durch die Leber aufweisen und das zum Abbau notwendige Enzymsystem noch eine Unreife zeigt.

Somit werden im Vergleich zum Erwachsenen größere Anteile des Lokalanästhetikums nicht metabolisiert und verbleiben aktiv im Plasma. Weiterhin haben Neugeborene und Kleinkinder aufgrund der erniedrigten Konzentration des Albumins und α-1-Glykoproteins, welche für die Bindung der Lokalanästhetika im Plasma von Bedeutung sind, ein höheres Risiko für toxische Effekte. Demgegenüber bedingt der höhere Anteil des extrazellulären Wassers an der Gesamtkörpermasse beim Kind einen vergleichsweise größeren Verteilungsraum der Lokalanästhetika. Tierexperimentelle Ergebnisse (5) legen nahe, daß zumindest bei Schafen kein Unterschied in der ZNS-Toxizität für Lidocain bei Feten, neugeborenen und erwachsenen Schafen besteht. Tierexperimentelle Untersuchungen zur ZNS-Toxizität in Abhängigkeit vom Säure-Basen-Haushalt bestätigten die theoretisch schon zu erwartende hohe Bedeutung des pH-Wertes für den Schweregrad der unerwünschten Nebenwirkungen. Bei einer Azidose wird der Anteil an protonierten Lokalanästhetika-Molekülen erhöht, welcher – wie schon oben erläutert – für die blockierende Wirkung im Natrium-Kanal verantwortlich ist. Im Hinblick auf eine negative Beeinflussung des Atemzentrums in einer Untersuchung an Frühgeborenen fand sich kein Fall von Apnoe nach Spinalanästhesien bei Herniotomien (4). Dennoch wird auf die Wichtigkeit einer postoperativen Überwachung für mindestens 12 Stunden hingewiesen. Abgesehen von den verschiedenen Lokalanästhetika werden auch zunehmend Opiate, speziell zur postoperativen Analgesie im Kindesalter, verwendet.

In der Zeit von 1971 bis 1973 gelang es, die spezifischen Rezeptoren der Opiate zu identifizieren. Alle bekannten Opiate und Opiatantagonisten binden an diese Rezeptoren kompetitiv und stereospezifisch. Eine Antagonisierung der Wirkung ist durch Naloxon möglich.

Der Hauptmetabolisierungsweg des Morphins besteht darin, daß die phenolische OH-Gruppe am Morphin in der Leber glucuronidiert wird. Innerhalb eines Tages werden 90 % des zugeführten Morphins über die Niere überwiegend als Glucuronid ausgeschieden. Der Metabolismus bei anderen Analgetika dieser Gruppe benutzt den zweiten möglichen Weg über die N-Demethylierung, dies scheint aber im Falle des Morphins beim Menschen kein wesentlicher Abbauweg zu sein.

Insgesamt besteht von Seiten der Hersteller eher Zurückhaltung bezüglich der Empfehlungen für die Anwendung im Säuglings- und Kindesalter. Dies könnte auf fehlende klinische Untersuchungen in diesen Altersgruppen zurückzuführen sein.

Für die systemische Anwendung ist von Bedeutung, daß die Blut-Hirnschranke bei Neugeborenenen für Opiate besser durchgängig ist. Daher muß im 1. Lebensjahr von einer verstärkten Passage ausgegangen werden. Folgerichtig ist die Empfindlichkeit von Neugeborenen gegen morphinhaltige Analgetika außerordendlich groß. Wie oben bereits erwähnt ist der Hapteliminationsweg der Opiate die Glucuronidierung. Dieser Metabolisierungsweg erreicht erst nach

4 – 6 Monaten die dem Erwachsenenalter entsprechende Aktivität. Somit muß bis zu diesem Alter mit einer verzögerten Metabolisierung gerechnet werden.

Die hohe Konzentration an Opiatrezeptoren im Rückenmark ermöglicht eine Analgesie mit kleinen Dosen entweder direkt in den Spinalraum oder über den epiduralen Raum. In Ergänzung zu (4), die wie oben erwähnt keinen Fall von Apnoe nach Spinalanästhesien fanden, zeigte (1) schon 1986, daß die respiratorische CO_2-Antwort nach der epiduralen Gabe von 0,05 mg/kg KG Morphin bei Kindern bis zu 22 Stunden nachher erniedrigt ist. Die Opiate stellen zwar aufgrund Ihrer langen Wirkungsdauer eine Alternative zu den Lokalanästhetika dar, doch sollte unter Berücksichtigung der eingeschränkten Elimination und der zwingend notwendigen intensiven Überwachung eine strenge Indikation zur Anwendung im Kindesalter gestellt werden.

Literatur:

(1) Attia J, Ecoffey C, Sandouk P, Gross JP, Samii K, 1986
Epidural morphine in children: Pharmacokinetics and CO_2 sensitivity
Anesthesiology 65:590-594

(2) Butterworth JF and Strichartz GR, 1990
Molecular Mechanisms of Local Anesthesia: A Review
Anesthesiology 72:711-734

(3) Clarkson CW and Hondeghem LM, 1985
Mechanism for Bupivacaine Depression of Cardiac Conduction: Fast Block of Sodium Channels during Action Potential with Slow Recovery from Block during Diastole
Anesthesiology 62:396-405

(4) Gallagher TM and Crean PM, 1989
Spinal anesthesia in infants born prematurely
Anaesthesia 44:434-436

(5) Morishima HO, Pedersen H, Finster M, Sakuma K, Bruce SL, Gutsche BB, Stark RI, Covino BG, 1981
Toxicity of Lidocaine in Adult, Newborn, and Fetal Sheep
Anesthesiology 55:57-61

Weiterführende Literatur:

(6) Covino BG, 1986
Pharmacology of Local Anesthetic Agents
Br J Anaesth 58:701-716

(7) Kretz FJ und Eyrich K (Herausgeber), 1985
Anästhesie im Kindesalter
Springer-Verlag

(8) Kretz FJ und Striebel HW (Herausgeber), 1991
Kinderanästhesie
Edition Roche

(9) Rothstein P, Arthur R, Feldman HS, Kopf GS and Covino BG, 1986
Bupivacaine for Intercostal Nerve Blocks in Children: Blood Concentrations and Pharmacokinetics
Anaesth Analg 65:625-632

(10) Tucker GT, 1986
Pharmacokinetics of Local Anesthetics
Br J Anaesth 58:717-731

(11) Wildsmith JAW, 1986
Peripheral Nerve and Local Anesthetic Drugs
Br J Anaesth 58:692-700

(12) Yaster M and Maxwell LG, 1989
Pediatric Regional Anesthesia
Anesthesiology 70:324-338

Auswahl der Substanzen zur Regionalanästhesie des Neugeborenen, Säuglings, Kleinkindes und älteren Kindes.

J. Collo

Bereits 1975 berichteten Melman et al. (7) über die Sedierung bei 200 Kindern mit Ketanest und anschließender Caudalanästhesie, ohne daß weitere zusätzliche Sedierung erforderlich war.

Heute wird die Regionalanästhesie im Kindesalter prinzipiell mit einer leichten Allgemeinanästhesie oder einer Sedierung kombiniert (1, 5). Bei der Auswahl des Lokalanästhetikums muß berücksichtigt werden, daß Allgemeinanästhesie und Sedierung die toxische Wirkung des Lokalanästhetikums auf das Zentralnervensystem überdecken können (6).

Eine große Zahl lokalanästhetisch wirkender Präparate wird sowohl bei Erwachsenen als auch bei Kindern verwendet. Diese unterscheiden sich durch:

1. die Wirkungsstärke, wobei als Bezugssubstanz meist Procain verwendet wird,
2. die Toxizität,
3. die Anschlagzeit, d.h. die Zeit zwischen Injektion und Wirkungseintritt,
4. die Wirkungsdauer.

Die Wahl des Lokalanästhetikums richtet sich nach den Bedürfnissen des einzelnen Kindes, wobei die anatomischen Verhältnisse und die physiologischen Abläufe bezüglich des Metabolismus im Säuglings- und Kindesalter gegenüber denen der Erwachsenen differieren (5).

Im Säuglingsalter werden zahlreiche biochemische Abläufe durch Interaktionen dreier Faktoren bestimmt:

1. schnellere Absorption,
2. größeres Verteilungsvolumen,
3. niedrigere Plasmaspiegel von Albumin und dem sauren alpha-1-Glykoprotein (AAG).

Die klassische Substanz der Lokalanästhetika vom Estertyp, das Procain wird heute kaum noch gebraucht.

Tetracain hat eine lange Wirkungsdauer und ist etwa 8x potenter und toxischer als Procain. Es eignet sich daher in erster Linie zur Spinalanästhesie.

Als erstes Anästhetikum vom Amidtyp wurde Lidocain im Jahre 1948 in die Klinik eingeführt. Es zeichnet sich durch große Stabilität und schnellen Wirkungseintritt aus. Seine Halbwertszeit beträgt bei intravenöser Applikation ca. 1,5 Stunden. Es wird bei Kindern in erster Linie zur Infiltrationsanästhesie in 0,5 %iger, 1 %iger und 2 %iger Lösung, sowie zur Epiduralanästhesie in 2 %iger Lösung verwendet.

Einen ähnlich niedrigen pKa-Wert wie Lidocain hat Mepivacain. Es ist weniger toxisch und für die Infiltrationsanästhesie im Kindesalter geeignet.

Prilocain besitzt vergleichbare Potenz, etwas kürzere Anschlagzeit, längere Wirkungsdauer und geringere Toxizität. Prilocain ist für alle Formen der Regionalanästhesie geeignet. Ein Abbauprodukt des Prilocain jedoch – das Orthotoluidin – bewirkt in hohen Konzentrationen, die gerade im Kindesalter schnell erreicht werden können, eine Methämoglobinämie, die klinisch nicht von anderen Zyanoseformen zu trennen ist.

Bupivacain wird bei Säuglingen und Kindern in einer Konzentration von 0,25 % und 0,5 % verwendet und hat eine lange Anschlagzeit und lange Wirkungsdauer. Dabei ist die motorische Blockade in einer Konzentration von 0,25 % oder darunter geringer ausgeprägt als bei den meisten Lokalanästhetika, was für eine langdauernde Analgesie bedeutungsvoll ist. Die relativ lange Zeit bis zum Wirkungseintritt wird durch die supplementierende Allgemeinanästhesie verkürzt, und die lange Wirkungsdauer gewährleistet eine ausreichende postoperative Schmerzfreiheit (8, 9, 11).

Etidocain hat eine starke motorische Blockierung zur Folge und wird daher nur bei älteren Kindern verwendet.

Die Dosierungen werden nach verschiedenen Formeln berechnet.

Tagasaki (zitiert nach 10) multipliziert die Menge des zu verabreichenden Lokalanästhetikums mit konstant 0,56 ml und mit dem Gewicht des Kindes in kg sowie der Anzahl der zu blockierenden Wirbelsegmente. Dieses Prinzip wurde von ihm mit 0,25 %igem Bupivacain und 0,5 bis 1 %igem Lidocain angegeben.

Die einfachste und somit am häufigsten verwendete Berechnungsformel stammt von Armitage (2) der für die Blockierung der unteren Sacralnerven eine Menge von 0,5 ml mit dem Gewicht des Kindes in Kilogramm multiplizierte. Die zu multiplizierende Menge des Lokalanästhetikums bei der Blockierung bis zu den unteren Thoraxsegmenten beträgt 1,0 ml, bis zu den mittleren Thoraxsegmenten 1,25 ml.

Da bei adipösen Kindern dieses Berechnungsprinzip zu besonders hohen Dosen führen würde, wird nach Murat (8) die Dosis des Lokalanästhetikums im Kindesalter mit einer Menge von 0,1 ml pro Segment und Lebensjahr bei einer 0,25 %igen Bupivacainlösung berechnet.

Busoni erstellte nach eigenen Erfahrungen Tabellen, die die Berechnung der zu verabreichenden Dosis des Lokalanästhetikums bei Kindern erlauben. Er bestimmt die zu verabreichende Menge des Lokalanästhetikums in Abhängigkeit vom Alter des Kindes und von der gewünschten Segmentblockierung.

Werden Dosis und Konzentration festgelegt, sollte immer die Gesamtdosis berechnet werden, um sicher unter der

Toxizitätsgrenze zu liegen; ebenso muß die lokale Infiltrationsmenge mit berücksichtigt sein. Dabei ist zu beachten, daß bei Kindern die Geschwindigkeit der Applikation und der Zusatz von Adrenalin die Blutspiegel beeinflussen und schneller als beim Erwachsenen systemische Wirkungen auftreten können (4).

Die Kombination des Lokalanästhetikums mit Adrenalin wird bei Kindern bevorzugt, da man gleichzeitig einen zusätzlichen Indikator für eine eventuelle intravasale Gabe hat und bei ein- und zweijährigen Kindern eine deutliche Verlängerung der Wirkungsdauer des Lokalanästhetikums nachgewiesen ist (11).

Die Höchstdosis mit Adrenalin beträgt bei Bupivacain 2 mg/kg KG, bei Mepivacain 7 mg/kg KG, bei Prilocain 7-9 mg/kg KG und bei Lidocain 7 mg/kg KG.

Bei allen Regionalanästhesien im Säuglings- und Kindesalter ist zu berücksichtigen, daß in der Regel schon bei geringeren Konzentrationen eine zufriedenstellende Schmerzausschaltung zu erzielen ist.

Literatur:

(1) Abajian JC, Mellish PWP, Browne AE; et al, 1984
Spinal anesthesia for surgery in the high-risk infant
Anesth Analg 63:359

(2) Armitage EN, 1985
Regional anesthesia in pediatrics
Clin Anaesth 3:553

(3) Arthur DS, McNicol LR, 1986
Local anaesthetic techniques in paediatric surgery
Br J Anaesth 58:760

(4) Berde CB, 1992
Convulsions associated with pediatric regional anesthesia
Anesth Analg 75:164-166

(5) Dalens B, 1989
Regional anesthesia in children
Anesth Analg 68:654-67

(6) Kester Brown TC, Schulte-Steinberg O, 1988
Neural Blockade for pediatric surgery.
In: Cousins MJ, Bridenbaugh PO (eds)
Neural blockade in clinical anesthesia and management of pain.
JB Lippincott Comp Philadelphia 2nd edtn: 669-692

(7) Melman E, Penuelas J, Marrufo J, 1975
Regional anesthesia in children
Anesth Analg 54:387-390

(8) Murat I, Delleur M, Esteve C et al., 1987
Continuous extradural anaesthesia in children
Br J Anaesth 69: 1441-1450

(9) Quentin A, Fisher MD, Carmel M, et al., 1993
Postoperative voiding interval and duration of analgesia following peripheral or caudal nerve blocks in children
Anesth Analg 76:173-177

(10) Saint-Maurice C, Schulte-Steinberg O (Herausgeber), 1992
Regionalanästhesie bei Kindern
Fischer-Verlag Stuttgart, Jena

(11) Wolf AR, Valley RD, Fear Dw et al., 1988
Bupivacaine for caudal analgesia in infants and children:
the optimal effective concentration
Anesthesiology 68:102-106

Voruntersuchung, Vorbereitung, Aufklärung, Einwilligung

U. Kleinheisterkamp

Bei Kindern können grundsätzlich die gleichen Regionalanästhesien durchgeführt werden wie bei Erwachsenen.

Bei der Vorbereitung zur Regionalanästhesie gehen wir deshalb prinzipiell genauso vor wie im Erwachsenenalter, da einerseits eine nicht ausreichende Regionalanästhesie durch eine Narkose ergänzt werden muß, andererseits bei Kindern die Regionalanästhesie häufig in Narkose durchgeführt wird.

Die Reihenfolge:

1. Anamnese
2. Klinische Untersuchung
3. Apparative Untersuchung
4. Diagnose
5. Indikationen
6. Kontraindikationen
7. Aufklärung
8. Einwilligung
9. Prämedikation

Anamnese

Die Vorbereitung zu einer Anästhesie beginnt generell mit dem Erheben der Anamnese. Meistens geschieht das anhand eines Anamnesebogens (z. B. dem des perimed Verlags). Man sollte aber noch zusätzliche Fragen nach einigen Erkrankungen stellen, die eine Kontraindikation gegen die Regionalanästhesie darstellen, in diesem Anamnesebogen aber fehlen.

Gerinnungsstörungen sind im Kindesalter selten. Wir sehen sie aber gelegentlich bei Kindern

- mit Leberzirrhose unterschiedlicher Genese
- nach längerer parenteraler Ernährung
- bei Frühgeborenen
- und bei angeborenen Koagulopathien.

Nach Lebererkrankungen beziehungsweise nach Stoffwechselerkrankungen mit Leberbeteiligung sollte man daher ebenso fragen, wie nach Erkrankungen mit Blutungsneigung bei Verwandten 1. und 2. Grades, da angeborene Koagulopathien mit hoher Penetranz, aber mit unterschiedlicher klinischer Ausprägung vererbt werden und deshalb bei Kindern noch nicht diagnostiziert sein können. In den betroffenen Familien sind solche Erkrankungen in der Regel bekannt.

Auch neurologische Erkrankungen von Kindern sind den Eltern gewöhnlich bekannt. Nach ihnen muß vor einer geplanten Regionalanästhesie gleichfalls gefragt werden, da eine entsprechende Frage im Anamnesebogen fehlt.

Hinweise auf eine Disposition zur malignen Hyperthermie bekommen wir hauptsächlich durch die Familien- und Eigenanamnese mit Fragen nach Muskelschwäche, nach früheren Anästhesien des Kindes sowie nach Komplikationen bei Anästhesien von nahen Verwandten. Diese Fragen sind im Anamnesebogen des perimed Verlags enthalten.

Klinische Untersuchung

Zur klinischen Untersuchung vor einer Regionalanästhesie gehört auch die Besichtigung der Injektionsstelle. Veränderungen in diesem Bereich stellen häufig eine Kontraindikation für die Regionalanästhesie dar.

Apparative Untersuchungen

An Laborwerten benötigen wir außer Hämoglobin und Hämatokrit ein Gerinnungsscreening, z. B.:

- Thromboplastinzeit nach Quick
- Partielle Thrombinzeit
- Thrombinzeit
- Thrombozytenzahl.

Da wir mit diesen Untersuchungen nicht alle – vor allem nicht alle angeborenen – Gerinnungsstörungen diagnostizieren können, sind

- Blutungszeit
- Gerinnungszeit
- Thrombelastogramm

sehr hilfreich, aber häufig nicht durchführbar.

Ergibt die Anamnese den Verdacht auf eine angeborene Koagulopathie, müssen wir zur Differenzierung der Störung – am häufigsten ist das von Willebrand-Jürgens-Syndrom – die Aktivität der Faktoren VIII, IX und XI bestimmen lassen. Die Kenntnis der Art der Störung ist auch deshalb notwendig, um bei einer operativen Blutung gezielt den pathologischen Faktor substituieren zu können.

Ergibt sich in der Anamnese der Verdacht auf Vorliegen einer Disposition zur malignen Hyperthermie, sollte die Creatin-Kinase bestimmt werden. In diesem Fall empfiehlt sich auch, ein EKG anzufertigen. Beide Untersuchungen sind aber nicht spezifisch und können nur zusätzliche Hinweise geben.

Indikationen

Nach Anamnese und Untersuchung überlegen wir, ob von seiten des geplanten Eingriffs und des Zustandes des Patienten eine Indikation für eine Regionalanästhesie besteht. Eine Regionalanästhesie bietet sich bei allen Eingriffen an den Extremitäten und im Bereich des Abdomens an, entweder

a. als Alternative zur Allgemeinanästhesie
   - bei ambulanten Patienten (hier vor allem die peripheren Regionalanästhesien),
   - bei Patienten mit Disposition zur malignen Hyperthermie,
   - bei Frühgeborenen mit Atemstörungen bis etwa zur 60. Gestationswoche.

b. in Kombination mit einer Allgemeinanästhesie
   - zum Einsparen von Anästhetika und Relaxanzien,
   - zur postoperativen Analgesie bei schmerzhaften Eingriffen.

Kontraindikationen

Folgende Untersuchungsergebnisse und Erkrankungen können eine Kontraindikation für eine Regionalanästhesie darstellen:

- Lokale Veränderungen an der Injektionsstelle wie
  Infektion
  Narben
  anatomische Veränderungen
  Mißbildungen
- Neurologische Erkrankungen
- Gerinnungsstörungen
- Volumenmangel
- Allergie auf Lokalanästhetika
- Fehlende Einwilligung.

Die Inspektion der Injektionsstelle gibt Auskunft über die Beschaffenheit der Haut und der Anatomie. Infektionen der Haut (z. B. eine Windeldermatitis bei einer geplanten Kaudalanästhesie) stellen eine Kontraindikation dar. Bei Narben, anatomischen Veränderungen, wie Knochenfehlstellungen oder Mißbildungen, ist in jedem Einzelfall zu entscheiden, ob man eine Regionalanästhesie in Erwägung ziehen will oder nicht.

Die Frage, ob und welche Regionalanästhesie bei neurologischen Erkrankungen akzeptabel ist, wird unterschiedlich beurteilt. Als absolute Kontraindikationen gegen rückenmarksnahe Regionalanästhesie sind jedoch entzündliche Prozesse und Tumoren im Bereich des Gehirns, des Rückenmarks und der Meningen anzusehen. Falls man sich bei Vorliegen einer neurologischen Erkrankung zu einer Regionalanästhesie entschließt, sollte man die präexistente Störung genau dokumentieren, nach Möglichkeit mit einem fachneurologischen Befund.

Ein Volumenmangel ist eine Kontraindikation vor allem für die rückenmarksnahen RA, wenn er nicht korrigiert worden ist.

Allergien auf Lokalanästhetika sind bei Kindern sehr selten. Sie werden meist auf Lokalanästhetika vom Estertyp, wie Procain und Tetracain, beobachtet.

Aufklärung und Einwilligung

Für jede medizinische Maßnahme, die einen Eingriff in die Integrität des Patienten bedeutet, benötigen wir eine rechtsrelevante Einwilligung. Bei Kindern und Jugendlichen unter 18 Jahren bedeutet das die Aufklärung und Einwilligung des Sorgeberechtigten, also der Eltern oder des Vormunds. Man sollte aber Kinder ihrem Alter und ihren intellektuellen Fähigkeiten entsprechend, sowie Jugendliche in die Aufklärung mit einbeziehen. Bevor ein Patient bzw. ein Sorgeberechtigter in eine Maßnahme einwilligt, muß er über

- Art und Verlauf
- Vorteile
- Nachteile
- Komplikationsmöglichkeiten und
- eventuelle Alternativen

der Maßnahme aufgeklärt werden. Diese Parameter ergeben sich im einzelnen aus der geplanten Technik.

Allgemeine Vorteile einer Regionalanästhesie sind:

- nur eine Sedierung oder oberflächliche Allgemeinanästhesie notwendig, dadurch
- Einsparen von Anästhetika und Relaxanzien,
- postoperativ schnelles Erwachen,
- postoperative Schmerzfreiheit.

Als Nachteil wird manchmal empfunden, daß die Patienten nach einer rückenmarksnahen Regionalanästhesie postoperativ in ihrer Beweglichkeit behindert sind. Dieser Effekt wird aber von den Operateuren bei Kindern u.U. sogar gerne gesehen.

Eine Einwilligung zu Maßnahmen, welche die Eltern nicht kennen, ist manchmal schwierig zu erhalten. Es hängt dann vom Geschick des Anästhesisten ab, die Eltern davon zu überzeugen, daß eine Regionalanästhesie für das Kind vorteilhaft ist. Einfacher wird es dagegen, wenn das Kind, das als Patient kommt, oder ein anderes Kind aus der Familie schon einmal eine Regionalanästhesie hatte. In diesem Fall bestehen die Eltern gewöhnlich wieder auf einer Regionalanästhesie.

Prämedikation

Ob man bereits auf der Station eine Prämedikation verabreichen läßt, oder erst im Einleitungsraum mit der Sedierung beginnt, hängt von örtlichen Gewohnheiten, aber auch von den personellen Möglichkeiten zur präanästhetischen Betreuung der kleinen Patienten ab. Es empfiehlt sich jedoch, ein Kind zum Anlegen einer Regionalanästhesie soweit zu sedieren, daß es keine schlechten Erinnerungen an diese vorteilhafte Methode behält.

Literatur:

(1) Jöhr M, 1990
Kinderanästhesie
Fischer-Verlag Stuttgart, New York: 116 und 166 ff.

(2) Saint-Maurice C, Schulte-Steinberg O (Herausgeber), 1992
Regionalanästhesie bei Kindern
Fischer-Verlag Stuttgart, Jena: 63 und 178 ff.

Schmerzprävention oder Schmerztherapie?

J. Jage

Auch bei Kindern ist die Inzidenz postoperativer Schmerzen hoch, wenngleich immer wieder zu beobachten ist, daß einzelne Kinder kaum Schmerzen ausbilden (26).

Eine konsequente postoperative Schmerztherapie vermindert nicht nur den Leidensdruck, sondern auch kardiopulmonale Komplikationen, metabolische und stressbedingte Entgleisungen des Gesamtorganismus; der Heilungsprozeß wird intensiviert. Krankengymnastische Übungen können intensiver durchgeführt werden (7, 23).

Es gibt Erkenntnisse, die belegen, daß eine effektive Schmerztherapie über den Komfort für die kleinen Patienten hinaus in der Lage sein kann, prophylaktisch auf die Ausbildung postoperativer Schmerzen zu wirken. Übereinstimmend konnte durch klinische Untersuchungen an Kindern bestätigt werden, daß die intraoperative Verabreichung eines Lokalanästhetikums als Nervenblockade in die nähere Umgebung des Wundgebietes oder als rückenmarksnahe Anästhesie, das Auftreten postoperativer Schmerzen erheblich verzögert und die Intensität dieser Schmerzen verringern kann (4, 11, 13, 32).

Besonders intensiv dämpft die rückenmarksnahe Morphingabe die Ausbildung postoperativer Schmerzen, die die Kinder bis zu 24 Stunden völlig schmerzfrei macht bzw. sie ohne weiteren Analgetikabedarf läßt (18, 19, 24, 28, 32,).

Analgetisch günstig wirkt sich außer der einmaligen Bolusgabe im Operationssaal die kontinuierliche Verabreichung eines Lokalanästhetikums in adäquaten Dosierungen aus (6, 16) gegebenenfalls auch simultan mit Fentanyl (5).

Neuerdings wird belegt, daß die intraoperative Gabe eines nichtsteroidalen Analgetikums wie Ketorolac den postoperativen Ablauf bei Kindern günstig beeinflussen kann (34). Ketorolac ist nicht wie Diclofenac in Deutschland zur Anwendung bei Kindern zugelassen.

Es stellt sich nun die Frage, welche Faktoren anzuführen sind, um die möglichst frühzeitige Verabreichung antinozizeptiver Pharmaka wie eines Lokalanästhetikums oder eines Opioids zur prophylaktischen Schmerzdämpfung zu begründen.

Neurophysiologie während akuter Schmerzen

Nozizeptoren und die primäre Afferenz spielen in der Schmerzentstehung und dem weiteren Schmerzverlauf eine entscheidende Rolle.

Wenn es zur chirurgischen Gewebszerstörung gekommen ist, entsteht durch eine pathobiochemische Kaskade eine permanente Reizung der Nozizeptoren. Das Areal erregter Nozizeptoren vergrößert sich binnen kurzem, vorher nicht aktive Bezirke senden starke Reizimpulse aus (29). Die nozizeptive Erregung wird über die primär afferenten Fasern zum Hinterhorn des Rückenmarks geleitet. Findet eine anhaltende Nozizeption statt, kommt es zu sensibilisierenden Folgereaktionen sowohl an den übertragenden Synapsen des Hinterhorns als auch im peripheren nozizeptiven Areal. Dadurch bildet sich eine zunehmende Erregbarkeit der Nozizeptoren und eine immer leichter stattfindende Erregungsleitung im Rückenmark, das wind up-Phänomen, aus (8, 14, 36). Durch das Einbeziehen sympathischer und motorischer Efferenzen entsteht eine Abnahme der regionalen Durchblutung, der Muskeltonus nimmt zu. Die Schmerzen eskalieren. Eine als sekundär bezeichnete Hyperalgesie bildet sich aus, die über den primär traumatisierten und schmerzhaften

Bereich hinausgeht (Abbildung 1). Hierbei spielt die Freisetzung von Neuropeptiden (u.a. Substanz P, Bradykinin, 5-HT), endogenen Opioiden und Prostaglandinen eine Rolle (35). Sie bewirken in einem noch weitgehend ungeklärten Wechselspiel die erhöhte Empfindlichkeit der Nozizeptoren, eine Verstärkung der Impulsrate im primär afferenten Neuron, eine erhöhte Gefäßpermeabilität und interstitielle Ödembildung (36). Schmerzhafte Gebiete werden flächenhaft größer.

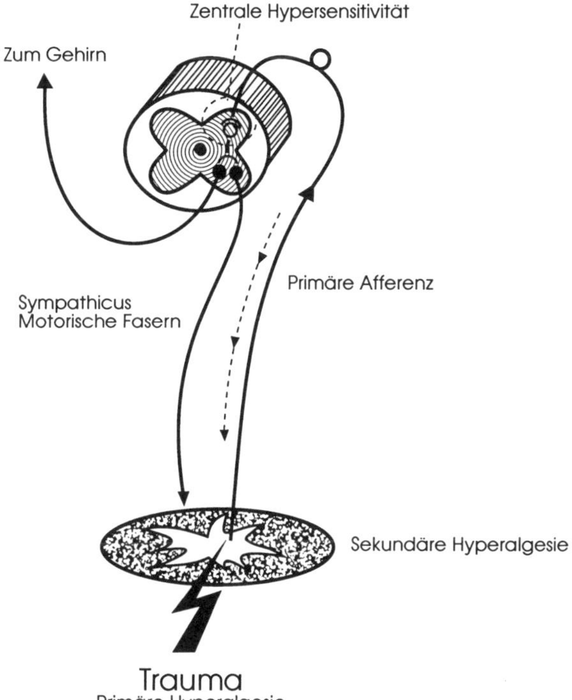

Abb. 1 Die Opoide dämpfen die Schmerzempfindung zentral aber auch peripher, während die antipyretischen Analgetika primär in der Peripherie ihre Wirkung entfalten. Die Lokalanästhetika wirken durch direkte Blockade der reizleitenden Strukturen.

Man hat für die weiteren, im Hinterhorn stattfindenden und die Nozizeption verstärkenden Prozesse den Begriff der neuronalen Plastizität geprägt (8, 22, 36), der zumindest teilweise auch schon bis in den Bereich akuter Genänderungen hinein erforscht werden konnte (37).

Es gibt tierexperimentelle und klinische Ergebnisse an Erwachsenen, die belegen, daß diese pathobiochemische Kaskade durch die Einwirkung von Lokalanästhetika oder ein Opioid gedämpft (8, 14, 22) und das Einmünden akuter in chronische Schmerzen teilweise verhindert werden kann (3, 12).

Möglicherweise kann dadurch die Ausbildung eines Schmerzgedächtnisses beeinflußt werden (21) über dessen geringe Ausbildung im Kindesalter z. Zt. nur spekuliert werden kann. Möglicherweise ist daher die prophylaktische Gabe analgetischer Substanzen im Kindesalter so effektiv.

So ist es durchaus gerechtfertigt, von einer notwendigen Schmerzprophylaxe (2, 9, 22, 33) zu sprechen. Es ist nicht anzunehmen, daß diese Vermutungen nicht für Kinder zutreffen sollten. In welchem Ausmaß das der Fall ist, bleibt zukünftigen Untersuchungen vorbehalten.

Medikamente und deren Verabreichungswege zur Therapie akuter Schmerzen

Opioide

Sie sind zur postoperativen Analgesie die effektivsten Analgetika, ihre systemische Anwendung bei Kindern erfolgt z. T. noch vorsichtiger als bei Erwachsenen. Diese Zurückhaltung zumindest bei Kindern über 1 Jahr bzw. bei normal entwickelten Kindern ist rational nicht begründbar (25). Ihre therapeutisch notwendige Dosis kann ideal dem Bedarf angepaßt werden. So nimmt glücklicherweise die Anwendung der patient controlled analgesia (PCA) bei Kindern zu, auch teilweise durch die Eltern oder das Pflegepersonal gesteuert (15). Auch die intravenöse Infusion von Tramadol mit einer Dosis von 0,25 mg/kg KG/Std. kann überaus wirksam sein (30).

Eine Prävention postoperativer Schmerzen ist denkbar, wenn das Opioid rechtzeitig eingesetzt wird. Rechtzeitig heißt intra- und postoperativ, vielleicht aber auch schon präoperativ (9, 22, 27). In der angelsächsischen Fachliteratur wird in letzter Zeit häufiger der Begriff der „preemptive analgesia" anstelle der präventiven Analgesie benutzt (8, 22).

Kürzlich konnte gezeigt werden, daß durch intrathekal – noch vor dem Setzen eines tierexperimentellen Gewebstraumas – verabreichtes Morphin die nozizeptive Steigerung erheblich abgefangen werden konnte, von Isofluran hingegen nicht (1). Eine opioidfreie Narkose ist sicher völlig ungeeignet, postoperative Schmerzen zu verhindern. Können sich diese erst einmal voll entfalten, ist deren Eindämmung schwierig. Nebenwirkungen des Opioids sind wegen der nun erforderlichen höheren Dosierungen in der unmittelbaren Phase nach einer Narkose eher denkbar.

Lokalanästhetika

Sie blockieren das Entstehen und die Leitung nozizeptiver Afferenzen in Abhängigkeit vom Verabreichungsweg, den Eigenschaften des Lokalanästhetikums, der Dosis und Konzentration. Lokalanästhetika sind experimentell in der Lage, gesteigerte nozizeptive Afferenzentgleisungen im Sinne des oben erwähnten wind-up-Phänomens erheblich abzubremsen (36). Infiltrationen, Leitungsblockaden z. B. zur Analgesie des Plexus brachialis, des Nervus femoralis, zur periduralen, kaudalen, spinalen, interpleuralen Analgesie, auch topische Verabreichungen ermöglichen eine differenzierte und weitgehend nebenwirkungsfreie Analgesie (2, 4). Katheterverfahren sollten zur repetitiven oder kontinuierlichen Analgesie zunehmend genutzt werden (6, 16). Die rehabilitative Analgesie ist mehr und mehr eine wichtige Chance, auch Kindern eine schmerzarme Übungsbehandlung und bessere Heilungsaussichten des operierten Gelenkes zu ermöglichen.

Die gemeinsame, rückenmarksnahe Verabreichung eines Lokalanästhetikums mit einem Opioid ist analgetisch hocheffektiv. Die offenbar synergistische Aktion beider Analgetika ermöglicht es, deren klinische Einzeldosis bei Erwachsenen wie bei Kindern drastisch zu reduzieren (5, 6). Tierexperimentelle Arbeiten belegen eindrucksvoll diesen Therapieweg (14, 31).

Antipyretische Analgetika

Sie wirken infolge ihrer Zyklooxygenasehemmung auf die periphere Schmerzentstehung und haben zusätzliche zentrale antinozizeptive Wirkungen im Thalamus und anderen Arealen (20). Sie können die Wirkung von Opioiden wirksam unterstützen (10), so daß sich eine analgetische Therapie ergibt, die an verschiedenen Teilen der nozizeptiven Transmission ansetzt (Abbildung 1). Ihre bedarfsweise Medikation kann auch bei Kindern nicht so erfolgreich sein, da die Zyklooxygenasehemmung etwa 1 – 2 Stunden benötigt, um ihr Maximum zu erreichen.

Im Konzept der balancierten und eher schmerzvorbeugenden Therapie (9) ist die regelmäßige Gabe für 1 – 2 Tage möglicherweise besser.

Antipyretische Analgetika aus der Gruppe der nichtsteroidalen Analgetika gehören unter der Beachtung ihrer potentiellen Risiken und Kontraindikationen wie Schock, Volumenmangel, hochgradiger Einschränkung der Nierenfunktion, Asthma, Ulcusanamnese, manifeste Gerinnungsstörungen (10, 17) zur postoperativen Analgesie der Kinder (4).

Paracetamol wird meistens als Analgetikum der Wahl bei Kindern verwendet. Es ist hinsichtlich seiner analgetischen Effektivität anderen Analgetika unterlegen, hinsichtlich potentieller Nebenwirkungen eher überlegen.

Der Präventivgedanke (33) in der akuten Schmerztherapie bekommt im Zusammenhang mit den antipyretischen Analgetika ein besonderes Gewicht. Sie können offenbar infolge ihres peripheren und zentralen, antinozizeptiven Wirkungsanteils die generelle nozizeptive Sensitivitätssteigerung mindern sowie die Effektivität der Opioidanalgesie verbessern (8, 10).

Zeitliche Zuordnung der Analgetika zum perioperativen Geschehen

Ausführlich ist belegt, daß die intraoperative zusätzliche Gabe eines Lokalanästhetikums oder eines rückenmarksnah verabreichten Opioids, evtl. auch erst nach dem Ende des Eingriffs, zu eindrucksvoll gedämpft ablaufenden Schmerzen bei Kindern und Erwachsenen führt (13, 21, 27, 32). Damit sind auch unmittelbar postoperative Ereignisse wie Tachykardie, Übelkeit, Erbrechen, Atemdepression durch zu frühzeitig gegebene oder zu hoch dosierte Opioide seltener. Auch bei Kindern ist die unmittelbar der Allgemeinnarkose folgende Phase durch Überhang von Narkosemitteln, Problemen des zirkulierenden Blutvolumens und der Körpertemperatur und anderen Risiken geprägt, so daß Risiken durch dann eingesetzte hochpotente Analgetika größer als gewöhnlich sind.

Fußend auf der Konzeption der Schmerzprävention im Sinne der Schmerzdämpfung sollte bei jeder Operation eines

Kindes daran gedacht werden, eines der erwähnten Analgesieverfahren rechtzeitig im Operationssaal zu beginnen. Kombinationen von Analgetika bzw. kontinuierliche analgetische Therapieverfahren sind vielversprechend.

Vorausgesetzt, ein Wirkungsanteil des antipyretischen Analgetikums kommt durch die Hemmung der Zyklooxygenase zustande, kann mit dem Erreichen eines analgetischen Wirkungsmaximums erst nach 1–2 Stunden gerechnet werden. Daher muß das antipyretische Analgetikum möglichst frühzeitig im Operationsaal und nicht erst nach Operationsende gegeben werden.

Zusammenfassung

Neuere experimentelle Ergebnisse der Schmerzforschung machen deutlich, daß das Konzept der postoperativen und bedarfsgesteuerten Schmerztherapie in bestimmten Situationen einer Ergänzung bedarf. Der Gedanke einer Schmerzprävention auch postoperativer Schmerzen kann offenbar gerade bei operierten Kindern nutzbringend realisiert werden, um den Schmerzablauf dämpfen zu können.

Um eine sinnvolle Analgesie zu betreiben, muß der Zeitpunkt des Beginns möglichst früh, also noch intra- oder unmittelbar postoperativ liegen.

Es stehen Lokalanästhetika in den verschiedenen Applikationsformen zur Verfügung, weiterhin antipyretische Analgetika und – mit Einschränkungen – Opiate. Kombinationen scheinen auch klinisch synergistische oder additive analgetische Effekte zu erzeugen und stärker als bei Erwachsenen die postoperative Schmerzausprägung zu dämpfen.

Literatur:

(1) Abram SE, Yaksh TL, 1993
Morphine, but not inhalation anesthesia, blocks post-injury facilitation
Anesthesiology 78: 713-721

(2) Armitage EN, 1986
Local anaesthetic techniques for prevention of postoperative pain
Br J Anaesth 58: 790-800

(3) Bach S, Noreng M, Tjellden NU, 1988
Phantom limb pain in amputees during the first 12 months following limb amputation, after preoperative lumbar epidural blockade
Pain 33: 297-301

(4) Bauer-Miettinen U, 1990
Schmerztherapie bei Kindern.
In: Lehmann KA (Hrsg.) Der postoperative Schmerz
Springer-Verlag Berlin, Heidelberg, New York

(5) Berde CB, Sethna NF, Yemen TA, Pullerits J, Miler V, 1990
Continous epidural bupivacaine-fentanyl infusions in children following urethral reimplantation
Anesthesiology 73: A1128

(6) Berde CB, 1992
Convulsions associated with pediatric regional anesthesia
Anesth Analg 75: 164-166

(7) Biscoping J, 1990
Nervenblockaden: Applikationen und Arzneimittelinteraktionen.
In: Lehmann KA (Hrsg.) Der postoperative Schmerz
Springer-Verlag Berlin, Heidelberg, New York: 344-362

(8) Coderre TJ, Katz J, Vaccarino AL, Melzack R, 1993
Contribution of central neuroplastcity to pathological pain: review of clinical and experimental evidence
Pain 52: 259-285

(9) Dahl JB, Rosenberg J, Dirkes WE, Mogensen T, Kehlet H, 1990
Prevention of postoperative pain by balanced analgesia
Br J Anaesth 64: 518-520

(10) Dahl JB, Kehlet H, 1991
Non-steroidal anti-inflammatory drugs: rationale for use in severe postoperative pain
Br J Anaesth 66: 703-712

(11) Dalens B, Hasnaoui A, 1989
Caudal anesthesia in pediatric surgery: Success rate and adverse effects in 750 consecutive patients
Anesth Analg 68: 83-89

(12) Fisher A, Meller Y, 1991
Continuous postoperative regional analgesia by nerve sheath block for amputation surgery – a pilot study
Anesth Analg 72: 300-303

(13) Fisher QA, McComiskey CM, Hill JL, Spurrier EA, Voigt RE, Savarese AM, Beaver BL, Boltz MG, 1993
Postoperative voiding interval and duration of analgesia following peripheral or caudal nerve blocks in children
Anesth Analg 76: 173-177

(14) Fraser HM, Chapman V, Dickenson AH, 1992
Spinal local anaesthetic actions on afferent evoked responses and wind-up of nociceptive neurones in the rat spinal cord: combination with morphine produces marked potentiation of antinociception
Pain 49: 33-41

(15) Gaukroger PB, 1993
Patient-controlled analgesia in children.
In: Schlechter NL, Berde CB, Yaster M (eds) Pain in infants, children, and adolescents. Williams & Wilkins Baltimore HongKong London: 203-217

(16) Gunter JB, Eng C, 1992
Thoracic epidural anesthesia via the caudal approach in children
Anesthesiology 76: 935-938

(17) Harris K, 1992
The role of prostaglandins in the control of renal function (editorial)
Br J Anaesth 69: 233-235

(18) Jacobson LE, Krane EJ, Lynn AM, Parrot C, Tyler DC, 1986
Comparison of caudal morphine with caudal bupivacaine and conventional parenteral morphine therapy for postoperative pain control in children
Anesthesiology 65: A427

(19) Jensen BH, 1981
Caudal block for post-operative pain relief in children after genital operations. A comparison between bupivacaine and morphine
Acta Anaesthesiol Scand 25: 373-375

(20) Jurna I, Brune K, 1990
Central effect of the non-steroid anti-inflammatory agents, inmetacin, ibuprofen and diclofenac, determined in C fibre-evoked activity in single neurones of rat thalamus
Pain 41: 71-80

(21) Katz J, Melzack R, 1990
Pain "memories" in phantom limb: reviews and clinical observations
Pain 43; 319-336

(22) Katz J, Kavanagh BP, Sandler AN, Nierenberg H, Boylan JF, Friedlander M, Shaw BF, 1992
Preemptive analgesia. Clinical evidence of neuroplasticity contributing to postoperative pain
Anesthesiology 77: 439-446

(23) Kehlet H, 1989
Surgical stress: the role of pain and analgesia
Br J Anaesth 63: 189-195

(24) Krane EJ, Jacobson LE, Tyler DC, 1988
Caudal epidural morphine in children: A comparison of three doses
Anesthesiology 69: A763

(25) Lehmann KA, 1990
Opiate in der Kinderanaesthesie
Anaesthesist 39: 195-204

(26) Mather L, Mackie J, 1983
The incidence of postoperative pain in children
Pain 15: 271-282

(27) McQuay HJ, Caroll D, Moore RA, 1988
Postoperative orthopedic pain – the effect of opiate premedication and local anaesthetic blocks
Pain 33: 291-295

(28) Rasch DK, Webster DE, Pollard TG, Gurkowski A, 1990
Lumbar and thoracic epidural analgesia via the caudal approach for postoperative pain relief in infants and children
Can J Anaesth 37: 359-362

(29) Schaible H-G, Schmidt RF, 1988
Excitation and sensitization of fine articular afferents from cat's knee joint by prostaglandin E2 (PG E2)
J Physiol 403: 91-104

(30) Sittl R, 1993
Persönl. Mitteilung

(31) Tejwani GA, Rattan AK, McDonald JS, 1992
Role of spinal opioid receptors in the antinociceptive interactions between intrathecal morphine and bupivacaine
Anesth Analg 74: 726-734

(32) Tree-Trakarn T, Pirayavaraporn S, 1985
Postoperative pain relief for circumcision in children: comparison among morphine, nerve block, and topical analgesia
Anesthesiology 62: 519-522

(33) Wall PD, 1988
The prevention of postoperative pain (editorial)
Pain 33: 289-290

(34) Watcha M, Jones MB, Lagueruela RG, Schweiger C, White PF, 1991
Comparison of ketorolac and morphine as adjuvants during pediatric surgery
Anesthesiology 76: 568-572

(35) Weihe E, Nohr D, Müller S, 1991
Neurobiochemical changes in the spinal cord as a response to inflammatory challenge of primary afferents. In: Besson JM, Guilbaud G (eds) Lesions of primary afferent fibers as a tool for the study of pain.
Elsevier Publ BV Amsterdam: 159-173

(36) Woolf CJ, 1989
Recent advances in the pathophysiology of acute pain.
Br J Anaesth 63: 139-146

(37) Zimmermann M, 1991
Central nervous mechanisms modulating pain-related information: do they become deficient after lesions of the peripheral or central nervous system? In: Casey KL (ed) Pain and central nervous system. The central pain syndromes
Raven Press New York: 183-199

Instrumentarium für die Regionalanästhesie

A. Schmidt

Bei älteren Kindern ergeben sich keine Besonderheiten, man kann die aus der Erwachsenenregionalanästhesie vertrauten Nadeln und Katheter verwenden. Je jünger die Kinder aber sind, desto kleiner, dünner und weicher werden die von uns als Orientierungspunkte benötigten Strukturen wie z.B. Knochen, Arterien oder Faszien. Auch die nervalen Strukturen und die sie umgebenden Räume wie z.B. der Spinal- oder Epiduralraum oder auch die Gefäßnervenscheiden sind wesentlich kleiner als bei Erwachsenen oder größeren Kindern. Diese anatomischen Besonderheiten erfordern ein speziell auf die Regionalanästhesie bei Kindern abgestimmtes Instrumentarium.

Das wichtigste Werkzeug zur Durchführung der Regionalanästhesie stellt die Nadel dar, durch die man entweder das Lokalanästhetikum direkt injizieren oder mit deren Hilfe man einen Katheter plazieren kann. Die meisten Nerven lassen sich bei kleinen Kindern mit kurzen Nadeln erreichen. Sie ermöglichen eine bessere Führung beim Vorschieben und verhindern damit ein Abweichen der Nadel in umgebende Strukturen. Außerdem lassen sie sich während der Injektion des Lokalanästhetikum besser fixieren. Der Schliff der Nadel sollte möglichst kurz, sprich stumpf sein. Dadurch werden Gewebe wie Muskeln oder Faszien nicht auseinandergeschnitten, sondern die Fasern werden eher auseinandergedrängt, was verständlicherweise weniger traumatisierend wirkt. Für die nervalen Strukturen wurde nachgewiesen, daß ein Nerv sich von einer Kanülenspitze wegrollt, wenn die

Kanülenspitze einen stumpfen Winkel aufweist. Dieser Aspekt ist bei kleinen Kindern sehr wichtig, weil die Regionalanästhesie meistens in leichter Vollnarkose, zumindest aber in tiefer Sedierung durchgeführt wird und damit keinerlei Hinweise auf eine akzidentelle Nervenverletzung während der Punktion vorliegen. Bei den rückenmarksnahen Regionalanästhesie-Verfahren verringert sich durch stumpfe Nadeln auch die Wahrscheinlichkeit einer intraossären Nadellage und damit Injektion. In seiner Wirkung entspricht das bekanntlich einer – möglicherweise – fatalen intravasalen Medikamentengabe. Außerdem sind direkte Gefäßpunktionen bei stumpfen Nadeln seltener. Außer diesen, die Sicherheit erhöhenden Aspekten, bietet eine stumpfe Nadel auch eine technische Vereinfachung. Die häufig angewendete Methode des „loss of resistance" läßt sich bei den weichen kindlichen Faszien wesentlich leichter durchführen als mit scharfgeschliffenen Nadeln. Nadeln aller Größen und Durchmesser sollten einen gut passenden, leicht laufenden Mandrin enthalten, denn bei Hohlnadeln besteht die Möglichkeit, daß Hautzylinder verschleppt werden. Dadurch besteht zum einen die Gefahr einer bakteriellen Kontamination, zum anderen können diese Hautzylinder auch der Ausgangspunkt für die Entstehung von Epidermoidtumoren sein. Auffallend häufig wurde dieser Tumor in den 70er Jahren bei Kindern beobachtet, die als einzige Gemeinsamkeit eine diagnostische oder therapeutische Lumbalpunktion aufwiesen, die zur damaligen Zeit mit Nadeln ohne Mandrin durchgeführt wurde. Der Tumor entstand genau in Höhe der ehemaligen Punktionsstellen. Interessanterweise entstanden derartige Tumore nicht bei Erwachsenen oder älteren Kindern, obwohl auch bei diesen Lumbalpunktionen grundsätzlich mit Nadeln ohne Mandrin durchgeführt wurden. Wünschenswert wären weiterhin Nadeln mit durchsichtigem Ansatzstück, damit sowohl Gefäß- als auch Durapunktionen schnell erkannt werden können. Man ist bei Kindern geneigt,

Rückschlüsse aus der Größe von Erwachsenennadeln zu ziehen und ultradünne Nadeln zu verwenden. Das sollte man aber nicht tun, sondern Nadeln mit einem angemessenen Durchmessers benutzen. Durch dickere Nadeln gewinnt man Stabilität beim Punktieren, zumal man stumpfe Nadeln verwendet, die ohnehin große Dislokationstendenzen an allen festeren Strukturen wie Faszien zeigen. Ein größerer Durchmesser ermöglicht auch einen spontanen Rückfluß von Blut oder Liquor bzw. erleichtert deren Aspiration. Nicht zu unterschätzen ist die Beurteilung der Injektionsqualität: Ändert sich der zu überwindende Widerstand beim Injizieren, wird es leichter oder schwieriger, gewinnt er federnden Charakter? Solche Nuancen lassen sich bei der Verwendung dickerer Nadeln auch mit weniger Erfahrung relativ einfach wahrnehmen. Außerdem ermöglichen dickere Nadeln ein gleichmäßigeres Spritzen des Lokalanästhetikums mit einer geringeren Injektionsgeschwindigkeit an der Nadelspitze und damit einer gleichmäßigeren Verteilung der Lösung. Beabsichtigt man, einen Katheter zu legen, sollte man unbedingt darauf achten, daß sich Markierungen auf der Nadel befinden. Denn nur so läßt sich abschätzen, wie groß der Abstand von der Haut bis zu dem aufgesuchten Raum ist und – daraus folgend – wie weit der Katheter vorgeschoben werden muß. Leider haben einige Anbieter Tuohy-Nadeln oder Nadeln für die Kathetercaudalanästhesie für Kinder im Programm, die keine Markierungen aufweisen.

Da Katheter bei Kindern fast ausschließlich in allen möglichen Etagen des Epiduralraumes plaziert werden, beziehe ich mich im Folgenden auch nur auf Epiduralkatheter. Natürlich sollen sie gewebeverträglich sein, das heißt, sie sollten auch bei längeren Liegezeiten keine Reaktionen im Gewebe hervorrufen. Polyurethan scheint diese Bedingung am besten zu erfüllen; allerdings relativieren bei einigen Kathetern die verwendeten Weichmacher diese günstigen Eigenschaften.

Außerdem sollte der Katheter steif genug sein, um sich gut durch die Nadel schieben zu lassen, er muß aber auch so weich oder flexibel sein, daß er im Epiduralraum keine Verletzungen verursacht. Bei sehr dünnen Kathetern wird häufig ein zusätzlicher Führungsdraht verwendet, um den Katheter überhaupt duch die Nadel vorschieben zu können. Der Führungsdraht darf dabei wegen der möglichen Verletzungsgefahr auf keinen Fall über die Katheterspitze herausragen. Gleichzeitig muß der Katheter auch eine gewisse Reißfestigkeit besitzen, damit er beim Entfernen nicht abreißt. So verringert sich beispielsweise die Reißfestigkeit bei einem 19-G-Katheter im Vergleich zu einem 18-G-Katheter um etwa $^1/_3$. Der ideale Katheter sollte aus durchsichtigem Material hergestellt sein, um den Rückfluß von Blut oder Liquor zu erkennen. Besonders verletzungsträchtig ist die Katheder-spitze, die deshalb weich und abgerundet sein sollte, aber nicht verschlossen sein muß. Aus verschiedenen Gründen wird sogar von Kathetern mit seitlichen Öffnungen abgeraten. Erstens werden seitliche Löcher bei der Aspiration leichter durch Gewebe verschlossen als endständige Öffnungen, Katheterfehllagen dadurch also leichter übersehen. Zweitens können die distalen und proximalen Öffnungen in verschiedenen Schichten im Wirbelkanal zu liegen kommen, so daß schlimmstenfalls eine Durapunktion mit folgender totaler Spinalanästhesie nicht bzw. zu spät erkannt wird. Und drittens bilden die seitlichen Öffnungen die dünnsten Stellen des Katheters. Es existieren vereinzelt Berichte, wonach es beim Entfernen des Katheters in Höhe der Perforation zu Katheterbrüchen gekommen ist. Wie bei den Nadeln sollte man auch bei Kathetern auf Markierungen achten. Im amerikanischen Schrifttum wird eine Röntgendichte der Katheter gefordert. Da das jedoch nur auf Kosten der Durchsichtigkeit erreicht werden kann, röntgendichte Katheter wesentlich steifer sind und eine einmalige radiologische Lagekontrolle auch mit

Kontrastmittel durchgeführt werden kann, ist diese Forderung eher kritisch zu sehen. Generell sollte man sich für den Katheter mit dem größten Innendurchmesser entscheiden, der sich durch die gewählte Nadel gerade noch vorschieben läßt, und der damit die größte Durchflußrate mit dem geringsten Widerstand bietet.

Wie in der Erwachsenenanästhesie finden Nervenstimulatoren auch in der Kinder-Regionalanästhesie Anwendung. Sie erlauben die Lokalisation peripherer Nerven durch Stimulation der motorischen Komponenten der Nerven, ohne verletzungsträchtige Parästhesien auszulösen. Außerdem erfordert diese Methode keinerlei Mitarbeit der Patienten, kann also auch bei sedierten oder anästhesierten Kindern angewendet werden. Da zur Depolarisation der motorischen Nervenfasern kleinere Stromstärken erforderlich sind als zur Depolarisation der sensorischen Fasern, ist die ausgelöste Muskelkontraktion schmerzfrei. Bei Kindern wird im allgemeinen empfohlen, die Nervenstimulation mit einer Frequenz von 1 Hz bei einer Stromstärke von 0,5 mA durchzuführen. Ansonsten sind an Nervenstimulatoren dieselben Anforderungen zu stellen wie an Geräte, die in der Erwachsenenanästhesie Verwendung finden und damit allgemein bekannt sein dürften. Die Diskussion, ob isolierte oder nicht-isolierte Nadeln zur Nervenstimulation besser geeignet sind, ist sicherlich noch nicht beendet. Doch sollte man berücksichtigen, das nicht-isolierte Nadeln schmerzhafte Muskelkontraktionen auslösen können und damit bei Kindern eher nicht verwendet werden sollten.

Abschließend möchte ich einige spezielle Nadeln und Katheter für die gängigsten Regionalanästhesie-Verfahren in der Kinderanästhesie vorstellen.

Die verbreitetste und einfachste Technik ist sicherlich die Kaudalanästhesie. Für die single-shot Technik werden praktisch alle Kanülen empfohlen und angewendet, für Kinder bis zu einem Jahr z.B. 23-24 G Butterflys, bei Kindern ab einem Jahr i.v. Kanülen mit einem Durchmesser von 18-20 G. Da von der Industrie heute aber eine Vielzahl von „sicheren" Materialien angeboten wird, sollte man auch auf diese zurückgreifen. Wir verwenden für alle Kaudalanästhesien eine 4 cm lange 22 G Spinalkanüle mit Mandrin für die single-shot Technik. Für die Kathetertechnik werden Tuohy-Nadeln bis zu einer minimalen Größe von 20 G mit entsprechenden Kathetern angeboten. Wir benutzen bei allen kleinen Kindern ein Set mit einer 19 G Nadel und einem 22 G Katheter.

Dasselbe Set verwenden wir auch für die lumbale Epiduralanästhesie bei Kleinkindern. Speziell für Kinder werden von verschiedenen Anbietern Tuohy- oder Crawford-Nadeln in einer Stärke von 18-20 G mit 20-24 G Kathetern angeboten. Einige, vor allem der dünneren Katheter, haben einen Führungsdraht.

Für die Spinalanästhesie steht mittlerweile eine Vielzahl von Nadeln zur Verfügung. Es gibt Nadeln in Längen von 2,5-3,8 cm mit dem Standard Quincke-Schliff, Sprotte- oder auch Whitacre-Schliff. Für Frühgeborene empfehlen einige Autoren 25 G Nadeln, für Spinalanästhesien bei normalgewichtigen Neugeborenen werden im allgemeinen 22 G Kanülen ohne Führungskanüle verwendet. Das sind auch die Nadeln, mit denen die Pädiater Lumbalpunktionen vornehmen.

Auch für die Plexusanästhesie bzw. den 3 in 1 Block stehen mittlerweile isolierte Kurzschliffkanülen, die sich mit einem Nervenstimulator konnektieren lassen, in allen Größen und Längen zur Verfügung. Für Kinder bis zu einem Alter von 3 Jahren sollte man 23-24 G Kanülen benutzen, bei allen älteren Kindern 20 G bzw. auch Erwachsenenkanülen in einer Stärke von 18 G verwenden.

Literatur:

(1) Dalens B, 1989
Regional Anesthesia in Children
Anesth Analg, 68:654-72

(2) Ford DJ, Pither C, Raj P, 1984
Comparison of Insulated and Uninsulated Needles for Locating Peripheral Nerves with a Peripheral Nerve Stimulator
Anesth Analg, 63:925-928

(3) Jones RP, De Jonge M, Smith BE, 1992
Voltage Fields Surrounding Needles Used In Regional Anesthesia
Br J Anaesth, 68:515-518

(4) Selander D, Dhuner KG, Lundborg G, 1977
Peripheral Nerve Injury due to Injection Needles used for Regional Anesthesia
Acta anaesth scand, 21:182-188

(5) Sethna NF, Berde CB, 1992
Pediatric Regional Anesthesia Equipment
In: Pullerits J, Holzman RS (eds)
International Anesthesiology Clinics, 3:163-176

(6) Shaywitz BA, 1972
Epidermoid spinal cord tumors and previous lumbar punctures
Journal of Pediatrics 80: 638-640

Komplikationen der Regionalanästhesie

B. Wangemann

Die Auswahl des Anästhesieverfahrens, die Blockadetechnik und die erwartete Wirkung bestimmen die Grenzen der Sicherheit und Zuverlässigkeit der Regionalanästhesie im Kindesalter.

Komplikationen

1 Komplikationen durch Erkrankungen

Eine Regionalanästhesie ist kontraindiziert bei bestimmten neurologischen Erkrankungen, bekannter Allergie auf Lokalanästhetika, Hypovolämie, Gerinnungsstörung, Infektion an der Injektionsstelle und Sepsis.

2 Komplikationen durch falsch gewählte Anästhesieverfahren

Grundsätzlich können bei Kindern die gleichen Regionalanästhesietechniken angewandt werden wie bei Erwachsenen. Die Erfahrung des Anästhesiologen mit den gewählten Verfahren ist von ausschlaggebender Bedeutung (21). Die Anwendung der anspruchsvollen Verfahren der Regionalanästhesie wie der Spinalanästhesie, der Periduralanästhesie bei Kindern unter 20 kg KG, der intravenösen Regionalanästhesie, der Interkostalblockade, der Femoralis- und Ischiadikus-Blockade und der 3-in-1-Blockade, setzt Kenntnisse und Erfahrung voraus. Die routinemäßig anwendbaren

Blockaden, wie die axilläre Blockade des Plexus brachialis, die Kaudalanästhesie, die Periduralanästhesie bei Kindern über 20 kg KG, die periphere Nervenblockade, die lokale Infiltration und die topische Anästhesie, gelten als relativ sichere Blockadeverfahren.

Bei Kindern im Vorschulalter kann eine Allgemeinanästhesie oder eine Sedierung zum Anlegen der Blockade und während des operativen Eingriffs angezeigt sein (3). Kinder über 7 Jahre tolerieren die Blockade und die nachfolgende Operation häufig ohne Supplementierung. Bei einigen Kindern kann eine Allgemeinanästhesie notwendig werden; dafür müssen Vorbereitungen getroffen werden und die Kinder nüchtern sein. Durch Bewegungen wacher oder schlafender Kinder können Fehllagen der Nadel oder des Katheters auftreten, sogar Verletzungen im Funktionsgebiet sind möglich.

3 Komplikationen durch Lokalanästhetika

3.1 Pharmakokinetische Faktoren

Potenz, Wirkungsdauer, Abbauzeit und Toxizität eines Lokalanästhetikums sind von dessen chemischer Struktur abhängig. Die Moleküle der Lokalanästhetika enthalten drei aktive Gruppen (10):

- das tertiäre Amin, das die Wasserlöslichkeit des Lokalanästhetikums bestimmt, und damit dessen lokale Verteilung,
- die intermediäre Kette mit einer Amino-Ester- oder Amino-Amid-Gruppe und
- den ungesättigten aromatischen Teil, der die Lipoidlöslichkeit des Lokalanästhetikums bestimmt, und damit dessen Potenz.

Eine Veränderung des tertiären Amins oder des aromatischen Teils bewirkt eine Veränderung des Lipid-Wasserlöslichkeitskoeffizienten und der Proteinbindung, also der anästhetischen Wirkung.

3.1.1 Absorption

Die Absorption des Lokalanästhetikums ist vom Applikationsort und der Durchblutung abhängig. Die schnellste Absorption findet man bei der Schleimhautanästhesie, eine langsamere im Kopf- und Halsbereich sowie Interkostalraum. Bei der Kaudalanästhesie, Periduralanästhesie, Plexusbrachialis-Blockade, Ischiadikus- und Femoralisblockade ist die Absorption noch langsamer.

Bei Kindern werden Lokalanästhetika von der Schleimhautoberfläche schneller absorbiert als bei Erwachsenen (6). Nach laryngealer Applikation von Lidocain werden im Plasma hohe Konzentrationen gemessen. Das Maximum der Konzentration wird früher erreicht als bei Erwachsenen, nicht nur bei der topischen Anästhesie, sondern auch bei der Interkostalblockade und der Kaudalanästhesie. Im Fall einer Überdosierung treten bei Kindern Nebenwirkungen eher auf als bei Erwachsenen. Über eine kumulative Toxizität bei kontinuierlicher Periduralanästhesie wurde berichtet (1).

3.1.2 Verteilung und Ausscheidung

Lokalanästhetika werden an Plasma-Albumin gebunden; der wichtigste Rezeptor im Blut ist das α-1-Glykoprotein, das bei entzündlichen Erkrankungen und malignen Tumoren erhöht ist. Die erhöhte Toxizität der Lokalanästhetika bei Neugeborenen ist durch die niedrige Proteinbindungskapazität bedingt. Die Konzentration des Albumins und des α-1-Glykoproteins ist bis zum Alter von 6-12 Monaten vermindert, die Fraktion der ungebundenen Lokalanästhetika im Plasma entsprechend erhöht (22); deshalb ist die Wirkung der Lokalanästhetika stärker und deren Toxizität höher.

Die niedrige Toxizität der Aminoester Procain und Chlorprocain ist auf deren Hydrolyse durch Pseudocholinesterase im Plasma zurückzuführen. Bei Neugeborenen ist wenig Pseudocholinesterase vorhanden; die Pseudocholinesterase in den Erythrozyten ist im 2. und 3. Lebensmonat erniedrigt. Bei ererbtem Pseudocholinesterasemangel ist die Gefahr der Toxizität besonders hoch. Techniken, die mit geringen Dosen Lokalanästhetika durchgeführt werden können, zum Beispiel die Spinalanästhesie, sind zu bevorzugen.

Das Verteilungsvolumen der Lokalanästhetika ist bei Kindern unter 9 Monaten wegen des höheren Flüssigkeitsanteils und des größeren Extrazellulärraums größer als bei älteren Kindern. Verteilungsunterschiede gegenüber älteren Kindern resultieren zusätzlich aus dem relativ größeren Herzzeitvolumen sowie dem größeren Anteil des Gehirns und der Leber am Körpergewicht. Die Clearance der Amid-Lokalanästhetika ist im Vergleich zu der beim Erwachsenen in den ersten Lebensmonaten herabgesetzt (19), im 2. und 3. Lebensjahr dagegen erhöht.

Bis zu 80 % der intravenös verabreichten Lokalanästhetika werden in der Lunge sequestriert. Nach der Lungenpassage verteilen sich die Lokalanästhetika in die Gewebe; ein schneller Abfall der arteriellen Konzentration ist die Folge. Die Lokalanästhetika werden in die Lunge aufgenommen in der Reihenfolge: Prilocain, Bupivacain, Etidocain, Lidocain. Bei Vitien mit Rechts-Links-Shunt geht der protektive Effekt der Lungenaufnahme verloren.

3.1.3 Metabolische Faktoren

Hypoxie und Azidose steigern die zentralnervöse und kardiovaskuläre Toxizität des Lidocains und die Kardiotoxizität des Bupivacains.

Die Fähigkeit des Neugeborenen, Hypoxie und Azidose zu kompensieren, ist gering. Die Integrität der unreifen Blut-Hirn-Schranke wird durch Hypoxie, Hyperkapnie und Azidose beeinträchtigt, weil die zerebrovaskuläre Permeabilität und der zerebrale Blutfluß (CBF) zunehmen. Die hämodynamische Reaktion auf Hypoxie ist eine Perfusionszunahme der lebenswichtigen Organe (zum Beispiel des Gehirns) und damit eine Verstärkung der toxischen Wirkung der Lokalanästhetika. Zusätzlich können diese metabolischen Veränderungen den pulmovaskulären Widerstand erhöhen; ein Rechts-Links-Shunt bei offenem Foramen ovale kann zur arteriellen Hypoxämie führen.

Die respiratorische Alkalose, eine häufige Begleiterscheinung der Beatmung des Säuglings, erhöht die Toxizitätsschwelle, hemmt jedoch den Ionenaustausch bei zerebraler Azidose.

3.2 Systemische Wirkungen der Lokalanästhetika

Wenn Lokalanästhetika in das Gefäßsystem gelangen, können sie zerebrotoxische Reaktionen hervorrufen und Kreislaufkomplikationen sowie Methämoglobinbildung, Medikamenteninteraktionen und allergische Reaktionen auslösen.

Die systemisch-toxischen Wirkungen sind „Hauptwirkungen am falschen Organ". Drei Schweregrade der Intoxikation sind zu unterscheiden (12):

1. Leichte Intoxikation: Schwindel, Ohrensausen, metallischer Geschmack auf der Zunge und taubes Gefühl perioral, Benommenheit und Zittern.
2. Mittelschwere Intoxikation: Sprachstörungen, Erbrechen, Verwirrtheit, Bewußtseinsverlust und Muskelzuckungen bis hin zu Krämpfen.
3. Schwere Intoxikation: ZNS-Depression und Koma, unregelmäßige Atmung bis hin zum Atemstillstand, Blutdruckabfall, Bradykardie bis zur Hypo- und Asystolie.

3.2.1 Zentralnervöse Toxizität

Lokalanästhetika blockieren peripher und zentral die Impulsübertragung an der axonalen Membran. Weil die Konzentration der Lokalanästhetika im Blut nach Lokalanästhesien niedrig ist, ist die Hemmung der Impulsübertragung unvollständig; eine komplette Blockierung von Nerven, Ganglien und neuromuskulärer Übertragung kann nicht erreicht werden. Unverträglichkeitszeichen treten bei Kindern, einschließlich der Neugeborenen, in der Reihenfolge auf: Schwindel, Ohrensausen, Taubheit im Mundbereich, Unruhe, Sehstörungen, Erbrechen, Bewußtseinsverlust, Muskelzucken und Krämpfe, Atemstillstand, Blutdruckabfall sowie Hypo- und Asystolie. Erhebliche Überdosierungen beeinträchtigen alle Funktionssysteme gleichzeitig; diese reagieren aber nicht gleich empfindlich.

Regionalanästhesien werden bei kleineren Kindern häufig in flacher Allgemeinanästhesie durchgeführt. Diese kann die zentralnervösen Wirkungen des Lokalanästhetikums verdecken; weil die Frühzeichen der toxischen Wirkung des Lokalanästhetikums fehlen, muß auf Reaktionen wie Muskelrigidität, Krämpfe und Herzrhythmusstörungen geachtet werden.

Ein Druckanstieg im Bereich der Medulla oblongata nach Periduralanästhesie kann eine vorübergehende respiratorische Insuffizienz hervorrufen. Bei unreifen Neugeborenen mit respiratorischen Störungen können Apnoen auftreten, die durch den klinischen Zustand oder die Lagerung bedingt sind – die Lokalanästhesie muß nicht die einzige Ursache sein. Durch Sedierung oder Allgemeinanästhesie bedingte Atemstörungen müssen ausgeschlossen werden.

3.2.2 Kardiovaskuläre Toxizität

Bei Überdosierung oder versehentlicher intravasaler Injektion können Lokalanästhetika kardiovaskuläre Reaktionen auslösen (4, 15, 17).

Aufgrund der chemischen Struktur unterscheidet man Lokalanästhetika mit „fast in"- und „fast out"-Effekt, wie zum Beispiel Lidocain, oder Lokalanästhetika mit „fast in – slow out"-Effekt, wie zum Beispiel Bupivacain. Die Wirkung am Rezeptor ist abhängig von der Lipophilie und der Molekülgröße (14). Bupivacain mit „fast in – slow out"-Effekt hat eine hohe Affinität zu inaktiven Natriumkanälen sowie eine langsame Dissoziationsrate und damit eine höhere Kardiotoxizität als zum Beispiel Lidocain (13). Weil Bupivacain Arrhythmien hervorrufen kann, wird Lidocain wegen der dämpfenden Wirkung auf den Schrittmacher (16) zur Behandlung von ventrikulären Arrhythmien eingesetzt. Die Blockade sympathischer Fasern durch Lokalanästhetika bewirkt eine Vasodilatation, die mit Hypotension und Tachykardie einhergehen kann. Diese Symptome sind bei Kindern weniger ausgeprägt. Ein Blutdruckabfall während der Regionalanästhesie kann nicht nur durch sympathische Blockade oder kardiovaskuläre Wirkungen, sondern auch durch Hypoxämie bei nicht erkannten zentralnervösen Symptomen mit respiratorischer Insuffizienz, Depression der Funktion der Medulla oblongata, medikamentösen Interaktionen, allergischen Reaktionen und Aortenkompression durch intraabdominelle Tumoren hervorgerufen werden (8). Der Zusatz von Adrenalin zum Lokalanästhetikum kann eine β-Stimulation bewirken.

Eine Studie (18) an 500 Kindern ergab bei Kaudalanästhesien 2,6 % Unverträglichkeitsreaktionen, ein Todesfall eingeschlossen; in einer anderen Studie an 1154 Kindern wurden keine Unverträglichkeitsreaktionen festgestellt (2).

3.2.3 Methämoglobinbildung

Die Methämoglobinbildung ist eine bekannte Nebenwirkung der Lokalanästhetika. Nach Verabreichung höherer Dosen Prilocain können die Abbauprodukte 4- und 6-Hydroxitoluidin die Methämoglobinbildung bewirken. Die Symptome der Methämoglobinbildung treten einige Stunden nach Verabreichung des Lokalanästhetikums auf. Ein Anteil von mehr als 20 – 30 % Methämoglobin am Gesamthämoglobin führt zu zentraler Zyanose und Hypoxygenation mit Dyspnoe, Tachykardie, Benommenheit und Kopfschmerz; bei einem Anteil von mehr als 55 % treten Lethargie und Stupor auf; der Tod kann bei einem Anteil von über 70 % eintreten. Kinder scheinen auf höhere Dosen Prilocain mit ausgeprägterer Methämoglobinbildung zu reagieren als Erwachsene; die Dosis darf 5 mg/kg KG nicht überschreiten. Cave!! Das Pulsoxymeter ist als Frühindikator der Methämoglobinintoxikation ungeeignet!

Hämoglobinopathien, ein Glukose-6-Phosphat-Dehydrogenase-Mangel sowie die Verabreichung von Sulfonamiden, Nitriten und Nitraten können zur Methämoglobinbildung beitragen. Lokalanästhetika wie Prilocain müssen bei diesen Dispositionen vermieden werden.

3.2.4 Medikamenteninteraktion

Lokalanästhetika können sich gegenseitig aus der Proteinbindung verdrängen; aus dem Mischen von Lokalanästhetika ergeben sich daher keine Vorteile.

Lidocain, das zur Behandlung von Arrhythmien intravenös verabreicht wird, verstärkt die Toxizität der Lokalanästhetika für die Regionalanästhesie. Die Leberdurchblutung nimmt infolge einer Wechselwirkung zwischen Lidocain und Cimetidin sowie Propranolol mehr, zwischen Lidocain und

Ranitidin weniger ab. Kalzium-Antagonisten (zum Beispiel Verapamil und Nifedipin) verstärken Blockaden mit Bupivacain. Blockaden mit Bupivacain nach der Verabreichung von Verapamil führten in Einzelfällen zum Schock. Verapamil scheint durch Lidocain, Bupivacain und Diazepam aus seiner Bindung verdrängt zu werden; es resultiert ein synergistischer myokardial deprimierender Effekt. Es wurde ein Fall von kardiovaskulärem Schock mitgeteilt, der nach Verabreichung des Bupivacains während einer Behandlung mit dem β-Blocker Timolol aufgetreten war; er wurde als Folge einer Potenzierung der Sympathikusblockade interpretiert. Gleichzeitige Gaben von Opioden und Antiemetika können die Krampfschwelle für Lokalanästhetika senken und zur Depression des ZNS führen. Die Häufigkeit der Krampfanfälle bei Lidocain-Applikation wird durch Pethidin erhöht. Es wurden 10 Todesfälle bei Kindern mitgeteilt, die nach dreimaliger Lidocain-Applikation während Opioid-Analgesie aufgetreten waren (9).

3.2.5 Andere Ursachen der Unverträglichkeitsreaktionen

3.2.5.1 Überdosierung

Vielfach wird die vom Hersteller angegebene Höchstdosierung in der Annahme der Übervorsichtigkeit und des Sicherheitsdenkens ignoriert. Eine absichtliche Überdosierung ist keine Gewähr für eine vollständige Blockade; 8,3 % der überdosierten Blockaden waren einer Studie zufolge unzureichend (7).

Vor jeder Regionalanästhesie soll das Gewicht des Kindes bestimmt und seine Körpergröße gemessen werden. Alter, Gewicht und Körpergröße geben einen Anhalt für die Dosierung.

3.2.5.2 Intravenöse Injektion

Kinder unter 6 Monaten scheiden zwar ein Lokalanästhetikum nach Injektion genauso aus wie Erwachsene, über die Toxizität in Beziehung zur Elimination ist bei dieser Altersgruppe jedoch wenig bekannt (6). Schon niedrige intravenös verabreichte Dosen Bupivacain können Krämpfe hervorrufen. Nach Gabe eines Sedativums können die ersten Symptome verdeckt sein.

Eine intravenöse Injektion kann durch Verwendung einer immobilen Nadel, sorgfältige Aspiration und langsame Applikation des Lokalanästhetikums vermieden werden.

3.2.5.3 Intravenöse Lokalanästhesie

Bei der intravenösen Lokalanästhesie entstehen die meisten Komplikationen durch falsche Technik oder falsche Dosierung. Das Lokalanästhetikum kann auch bei ordnungsgemäß aufgeblasener Druckmanschette oder durch intraossäre Gefäße in die zentrale Zirkulation gelangen; ein Todesfall wurde beschrieben (11). Der venöse und der arterielle Druck ändern sich während der Narkose. Bei Injektion des Lokalanästhetikums kann – wenn keine Blutleere angelegt und der Manschettendruck zu niedrig ist – das Lokalanästhetikum in das zentrale Gefäßsystem übertreten.

Beim Öffnen der Druckmanschette treten die höchsten Konzentrationen des Lokalanästhetikums im Plasma auf, sogar noch 5 min. nach dem Öffnen der Druckmanschette (5). Eine intravenöse Lokalanästhesie am Bein soll wegen der dafür erforderlichen Überschreitung der Höchstdosis bei Kindern nicht durchgeführt werden.

3.3 Lokale Wirkungen

3.3.1 Schäden bei korrekter Lage der Nadel

Trotz korrekter Nadellage und Injektion des Lokalanästhetikums können lokale Gewebsschäden auftreten, insbesondere bei Verwendung adrenalinhaltiger oder hochkonzentrierter Lösungen. Die Verwendung adrenalinhaltiger Lokalanästhetika bei Injektion am Finger, Handgelenk, Knöchel und Penis führt zu Ischämie und Gangrän.

3.3.2 Schäden bei nichtkorrekter Lage der Nadel

Sowohl Verletzungen durch die Nadel als auch die intraneurale Injektion können durch Verwendung einer stumpfen Nadel in Stichrichtung parallel zur Nervenfaser vermieden werden. Nervenfasern weichen der Nadel im allgemeinen aus.

Bei versehentlich subarachnoidaler statt epiduraler Nadellage kann eine hohe Spinalanästhesie resultieren. Theoretisch ist das Risiko bei Kindern unter 15 kg KG geringer als bei Erwachsenen, weil die Liquormenge größer ist (4 ml/kg KG gegenüber 2 ml/kg KG). Eine Injektion in den Subduralbeziehungsweise Extraarachnoidalraum führt zu einer verzögerten und unerwartet langen Nervenblockade.

3.4 Regionale Wirkungen

3.4.1 Hypotension

Das sympathische Nervensystem ist bei Kindern unter 8 Jahren unreif. Aus diesem Grund tritt eine arterielle Hypotonie in dieser Altersgruppe seltener auf. Auch das kleinere Blutvolumen in den unteren Extremitäten kann zu einer geringeren Blutsequestrierung während der sympathischen Blockade führen.

3.4.2 Horner-Syndrom

Das Horner-Syndrom ist die Folge der Blockade der β-Fasern T_1-T_4. Ein Auftreten bei jungen Kindern ist bisher nicht bekannt geworden.

3.4.3 Hypoglykämie

Die Gefahr der Hypoglykämie bei nüchternen Kindern darf nicht außer Acht gelassen werden, besonders weil die Hyperglykämie als Reaktion auf chirurgische Eingriffe durch eine hohe Spinal- oder Epiduralanästhesie unterdrückt wird.

3.4.4 Atemlähmung

Segmentale Blockaden ab Th 7 können motorische Blockaden der Interkostalmuskulatur bewirken, besonders bei Kindern mit vorbestehender respiratorischer Insuffizienz. Eine hohe Spinal- oder Epiduralanästhesie und die interskalenäre Plexus-brachialis-Blockade können ebenfalls diese Komplikationen hervorrufen.

3.4.5 Harnretention

Wenn die Harnretention die Dauer der Blockade nicht wesentlich überdauert, ist sie eindeutig auf die Regionalanästhesie zurückzuführen und nicht als Komplikation anzusehen.

3.5 Fokale Wirkungen

Die Injektion des Lokalanästhetikums im Kraniozervikalbereich bewirkt bei intravasaler Injektion Aphasie, Amaurose, Hemiparese, Apnoe und Koma. Diese Symptome zeigten sich nach Stellatum-Blockaden bei Erwachsenen. Bei Kindern ist die Stellatum-Blockade offenbar ungewöhnlich (zwei Fälle wurden beschrieben (20).

Die intravasale Punktion ist bei Kindern vor der Pubertät häufiger als bei älteren Kindern. Transiente Amaurose und Diplopie sind nach Blockade des Nervus maxillaris aufgetreten. Ebenso kann eine Blockade, die mit Druck bei der Injektion angelegt wird, zur Diffusion des Lokalanästhetikums in die Orbita, zum Nervus opticus, zu den äußeren Augenmuskeln und deren Nerven führen.

Der Blutfluß in jeder Kopfarterie beträgt ¼ des zerebralen Blutflusses, der 15-20% des Herzzeitvolumens beträgt. Intoxikationserscheinungen treten auf, wenn 3,75% der Dosis, die intravenös toxisch wirkt, arteriell verabreicht werden. Die Gefahr für kleine Kinder ist offensichtlich, wenn man bedenkt, daß die intraarteriell toxische Dosis Bupivacain für ein Kind von 10 kg KG nur 0,6 mg beträgt, das heißt 0,25 ml der 0,25%igen Lösung. Über zentralnervöse Schäden und Todesfälle nach Gabe von nur 10-32 mg Lidocain (0,5-0,6 mg/kg KG) im zahnärztlichen Bereich wurde berichtet.

4 Nebenwirkungen der Opioide

Opioide können Kindern von 6 Jahren an über einen epiduralen Katheter verabreicht werden.

Trotz der Vorzüge der Opioide gegenüber den Lokalanästhetika, wie die länger anhaltende Wirkung sowie keine den Sympathikus und die Motorik blockierende Wirkung, dürfen die Gefahren der Opioidapplikation nicht übersehen werden. Es kann zur Atemdepression durch rostrale Migration der Opioide im Liquor kommen. Die Atemdepression tritt bei Applikation des Morphins verzögert auf, etwa nach 8-24 Stunden. Bei Applikation des Fentanyls dagegen ist wegen dessen Lipophilie der Wirkungseintritt rascher und die Wirkungsdauer kürzer.

Übelkeit, Erbrechen, Konvulsionen bei sehr hohen Dosen, Sedierung und Harnverhaltung sind weitere unerwünschte Opioidwirkungen.

Zur Vermeidung von Komplikationen muß die Überwachung der Kinder auf einer Wach- oder Intensivstation gewährleistet sein.

Schlußfolgerung

Wenn bei Kindern Verfahren der Lokal- oder Regionalanästhesie durchgeführt werden, muß mit einer Reihe von Komplikationen gerechnet werden. Bei Einhaltung aller Vorsichtsmaßnahmen können jedoch viele Blockadetechniken als sicher angesehen und als attraktive Alternative zur Allgemeinanästhesie angewandt werden.

Literatur:

(1) Berde CB, 1992
Convulsions associated with pediatric regional anesthesia
Anesth Analg 6: 75-164

(2) Broadman LM, Hannallah RS, Norden RS, McGill WA, 1987
„Kiddie caudals": experience with 1154 consecutive cases without complications
Anesth Analg 66: 18

(3) Brown TCK, Schulte-Steinberg O,1988
Neural blockade for pediatric surgery
In: Cousins MJ, Bridenbough PO (eds)
Clinical anesthesia and management of pain
2nd Edition: J B Lippincott Company, Philadelphia, London, New York, Sao Paulo, Mexico City, St. Louis, Sidney: 669-691

(4) Davis NL, de Jong RH, 1982
Successful resuscitation following massive bupivacaine overdose
Anesth Analg 1: 62-64

(5) Eyres RL, 1986
Intravenous regional anesthetic procedures in paediatric
In: Abstr 1. European congress of paediatric anesthesia,
Rotterdam: 8

(6) Finholt DA, Stirt JA, DiFazio CA, Moscicki JC, 1986
Lidocaine pharmacokinetics in children during general anesthesia
Anesth Analg 65: 279-282

(7) Fortuna A, 1967
Caudal analgesia: a simple and safe technique in paediatric surgery
Br J Anaesth 39: 165-170

(8) Gari P-J, Reynolds F, 1990
Adverse reactions to local anesthetics
In: Dalens BJ (ed): Pediatric regional anesthesia
CRC Press Boca Raton, Florida: 177-191

(9) Goodson JM, Moore PA, 1983
Life threatening reactions after pedodontic sedation: an assessment of narcotic, local anesthetic and antiemetic drug interaction
J Am Dent Assoc 107: 239-245

(10) Haberer J-P, Dalens BJ, 1990
Local anesthetics and additives
In: Dalens BJ (ed): Pedriatic regional anesthesia
CRC Press Boca Raton, Florida: 91-143

(11) Heath M, 1982
Deaths after intravenous regional anaesthesias
Br med J 285: 913-914

(12) Hempel V, Lenz G, 1982
Lokalanästhetika – Wirkungsweise, Eigenschaften, Pharmakokinetik und Toxizität
Anästh Intensivmed 9: 337-349

(13) Lehmann KA, 1990
Lokalanästhetika: Allgemeine Pharmakologie
In: Lehmann KA (Hrsg.): Der postoperative Schmerz
Springer-Verlag, Berlin, Heidelberg, New York: 266-279

(14) Lehmann KA, 1986
Pharmakokinetische und -dynamische Aspekte bei der repetitiven Anwendung von Lokalanästhetika
In: Biscoping J, Hempelmann G (Hrsg.): Kontinuierliche Verfahren der Regionalanästhesie
Astra Chemicals GmbH Wedel/Holstein: 7-26

(15) Mallampati SR, Liu PL, Knapp RM, 1984
Convulsions and ventricular tachycardia from bupivacaine with epinephrine: Successful Resuscitation
Anesth Analg 63: 856-859

(16) Mather LE, Nancarrow C, Runciman WB, 1990
Lokalanästhetika: Systematische Wirkungen
In: Lehmann KA (Hrsg.): Der postoperative Schmerz
Springer-Verlag Berlin, Heidelberg, New York: 280-299

(17) Mazoit JX, Dubousset A-M, 1992
Regionalanästhesie bei Kindern – Pharmakologie und Pharmakokinetik
In: Saint-Maurice C, Schulte-Steinberg O (Hrsg):
Regionalanästhesie bei Kindern
Fischer-Verlag Stuttgart, Jena, New York: 39-59

(18) McGown RG, 1982
Caudal analgesia in children – five hundred cases for procedures below the diaphragm
Anaesthesia 37: 806-818

(19) Morselli PL, Franco-Morselli R, Borsi L, 1980
Clinical pharmacokinetics in newborns and infants
Age-related differences and therapeutic implications
Clin Pharmacokin 5: 485-527.

(20) Parris WCV, Reddy BC, White HW, McGrath DM, 1991
Stellate ganglion blocks in pedriatic patients
Anesth Analg 72: 552-556

(21) Schulte-Steinberg O, 1992
Regionalanästhesie bei Kindern –
Allgemeine Prinzipien und Vorzüge
In: Saint-Maurice C, Schulte Steinberg O (Hrsg.):
Regionalanästhesie bei Kindern
Fischer-Verlag Stuttgart, Jena, New York: 9-12

(22) Striebel HW, Gottschalk B, 1990
Lokal- und Regionalanästhesieverfahren zur postoperativen Schmerztherapie im Kindesalter
Anästh Intensivmed 10: 298-306

Oberflächenanästhesie

K. Luckhaupt

Voraussetzung für eine „erfolgreiche" Oberflächenanästhesie ist ein vertrauensvolles Verhältnis zwischen Anwender und Patient, d. h. der kleine Patient muß glauben, daß die Injektion nicht schmerzt.

Die Oberflächenanästhesie wird in allen Fachgebieten praktiziert (bei invasiven Untersuchungsmethoden und oberflächlichen operativen Eingriffen). Sie ist eine sichere Methode, die nur in Ausnahmefällen mit akuten unerwünschten Wirkungen (z. B. Allergie) einhergeht. Überdosierungen kündigen sich in der Regel langsam an.

Die Oberflächenanalgesie findet man im täglichen Leben in jedem Haushalt. Wundsprays, Lutschtabletten gegen Halsschmerzen, Hämorrhoidalzäpfchen, Verbrennungssalben u. a. enthalten Lokalanästhetika zur raschen örtlichen Schmerzbekämpfung.

Cocain, ein Lokalanästhetikum der ersten Generation ist wegen seines hohen Suchtpotentials nicht mehr verbreitet.

Procain ist besonders gewebefreundlich und deshalb weit verbreitet, obwohl es wie alle Ester-Lokalanästhetika mit einer erhöhten Allergiegefahr einhergeht.

Tetracain ebenfalls ein Ester-Lokalanästhetikum ist wesentlich länger wirksam, aber auch deutlich toxischer. Da sich bei der Anwendung über die Oberfläche per se leichter eine Allergie entwickelt, ist die Allergiegefahr bei Verwendung von Ester-Lokalanästhetika zusätzlich erhöht. Die Amid-Lokalanästhika wie z. B. Lidocain, Mepivacain, Bupivacain gehen mit einer wesentlich geringeren Allergiegefahr einher und sind daher zur Zeit die am häufigsten eingesetzten Substanzen.

Fomocain, ein Äther-Lokalanästhetikum, wird nur auf der Oberfläche appliziert. Es ist lang wirksam. Seine Metaboliten sind nur gering toxisch. Daher ist dieses Lokalanästhetikum besonders zur längeren Anwendung bei Verbrennungen und Pruritus geeignet (1, 11).

Beispiele aus der praktischen Anwendung:

Zur Schleimhautanästhesie ist das Xylocain-Pumpspray weit verbreitet. Das Lokalanästhetikum wird allerdings über die Schleimhaut so rasch resorbiert, daß Blutspiegel erreicht werden können wie bei einer intravenösen Gabe. Bei Kindern gilt daher eine Höchstdosierung von 1 - 2 mg/kg KG Lidocain als empfehlenswert. Auch höhere Dosierungen wurden ohne Nebenwirkungen vertragen. Wegen seiner bakteriziden und antiphlogistischen Eigenschaften wird das Xylocain-Spray auch gerne als Wundspray eingesetzt. Zu beachten ist die hohe Konzentration (10 %).

Xylocain-Gel wird auf den Endotrachealtubus aufgetragen als Gleitmittel und zur Lokalanästhesie; in der hiesigen Klinik erst ab dem 6. Lebensjahr (wenn Endotrachealtuben mit Cuff verwandt werden) wegen der raschen Resorption des Lokalanästhetikums. Wird das Gel beim wachen Patienten z. B. in der Urologie vor Blasenkatheter oder zur nasalen Lokalanästhesie vor fiberoptischer Intubation verwandt, gilt eine Einwirkzeit von 1 - 3 Minuten bis zur vollständigen Anästhesie. Außerdem erfüllt das Gel nach Anbrechen der Tube die aseptischen Kautelen zum nochmaligen Gebrauch nicht mehr.

Xylocain 4 % liegt in wässriger Lösung vor. Mit Hilfe entsprechend kleiner Tupfer kann es auch auf kleinste anatomische Verhältnisse aufgebracht werden. Die Konzentration von 4 % ist für Kinder zu hoch. Die Lösung kann jedoch auf

1 %-2 % je nach Bedarf verdünnt werden. Auch hier gilt die empfohlene Höchstdosis von 1-2 mg/kg KG Lidocain.

Bisher war die Oberflächenanästhesie nur auf Schleimhaut und Wunden erfolgreich durchführbar.

Transcutane Anästhesie

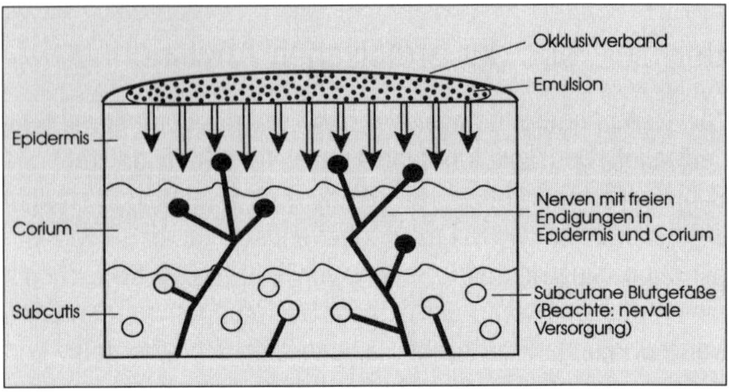

Abb. 1 Aufbau der Hautschichten und Prinzip der transcutanen Anästhesie

Eine perkutan wirksame Substanz muß die Epidermis durchdringen. Dies wird erleichtert durch Aufquellen der Hornschicht mit Hilfe einer wasserhaltigen Emulsion. Ein Okklusivverband verhindert das Verdunsten und vergrößert selbst die resorptive Oberfläche. Freie Nervenendigungen finden sich in Epidermis, Cutis und Subcutis. Die nervale Versorgung der subcutanen Gefäße ist verantwortlich dafür, daß trotz vollständiger cutaner Anästhesie noch Schmerzen beim Einstich in das Gefäß auftreten können.

Die Haut ist je nach Lokalisation unterschiedlich dick und verschieden aufnahmefähig für Medikamente bzw. Lokalanästhesie (Fingerkuppen weniger als Handrücken, weniger als ein Unterarm auf der palmaren Seite, weniger als das Scrotum). Abhängig vom Alter des Individuums zeigen sich verschiedene Resorptionseigenschaften (Bis zum 3. Lebensmonat ist die Barriere vollständig). Auch die Farbe der Haut geht mit veränderten Eigenschaften einher (Studie: EMLA ist bei Negern deutlich weniger wirksam (7)).

1980 wurde eine eutektische Mischung von Lokalanästhetika (EMLA) entwickelt. Substanzen verändern in einer eutektischen Mischung ihre physikalischen Eigenschaften. Prilocain und Lidocain im Verhältnis 1 : 1 z. B. bilden schon bei 18 Grad ein Öl. Bringt man dies in eine Emulsion Öl in Wasser, im Verhältnis 1 : 9, so findet man in den Emulsionströpfchen 80 % beider Substanzen in der wirksamen Basenform. Hierzu im Gegensatz enthalten die Tröpfchen bei Verwendung der Einzelsubstanz nur 20 % der wirksamen Base.

Die EMLA-Creme wird zur Venenpunktion, Lumbalpunktion, zur oberflächlichen Hautchirurgie u. a. verwandt (6).

In der Regel benötigt man pro Applikationsort 0,5-1 ml EMLA, um eine ausreichende Anästhesie der Haut zu erzeugen (9).

Durch die primär gering vasokonstriktorische Wirkung der Lokalanästhetika und die Wassereinlagerung in die Hornschicht blaßt die Haut nach EMLA-Einwirkung zuerst ab.

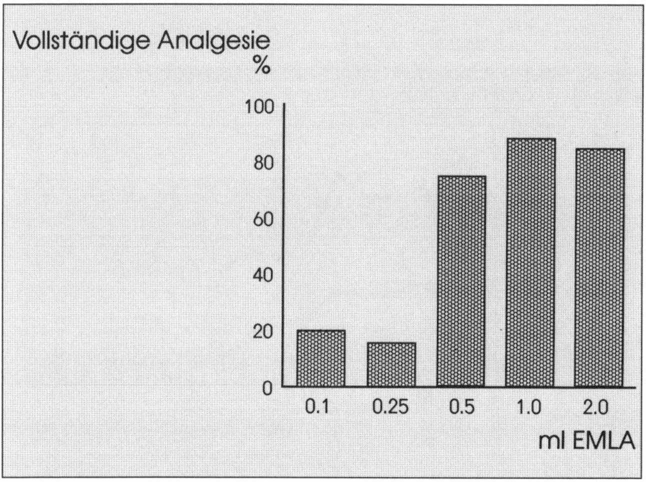

Abb. 2 Optimale Dosierung von EMLA: 0,5 – 1 ml/Applikationsort

Bedingt durch die vasodilatatorische Wirkung der Lokalanästhetika folgt eine Hyperämie. So erklärt sich die biphasische Gefäßreaktion der Haut auf EMLA-Creme (2).

Die Mindesteinwirkzeit beträgt 60 Minuten. Nach Entfernen des EMLA-Pflasters ist mit einer Wirkungsverstärkung und einer über Stunden anhaltenden Wirkungsdauer zu rechnen. Eine Verlängerung der Einwirkzeit steigert die Anästhesiezeit und die Anästhesietiefe. Ausgehend von einer Hautdicke von 2-3 mm ist die Anästhesie nach einer Stunde ausreichend

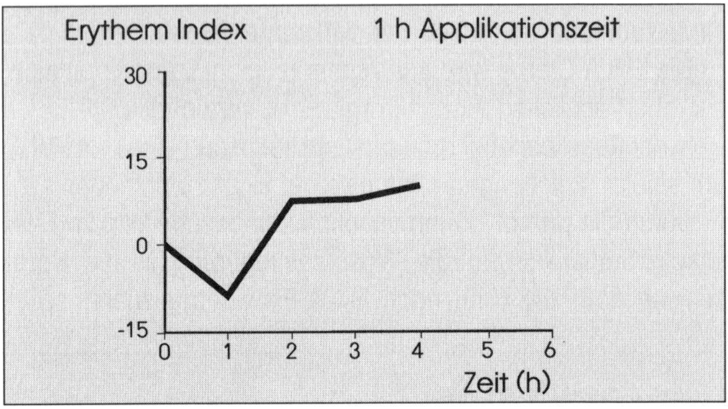

Abb. 3 EMLA-Einwirkung führt primär zum Abblassen der Haut, sekundär zu einer Hyperämie

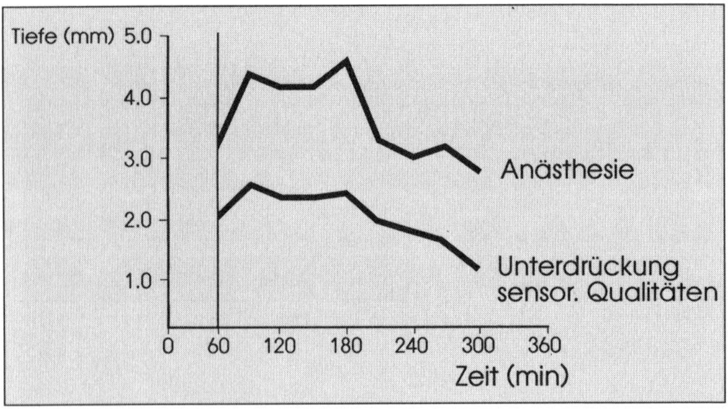

Abb: 4 Die Mindesteinwirkzeit beträgt 60 Min.

tief und sind die sensorischen Qualitäten ebenfalls weitgehend unterdrückt (3).

Tips zur EMLA-Anwendung

1. Markieren der Punktionsstelle zur Information der Schwester auf Station.
2. Ein Okklusivverband ist zwingend.
3. Der Zeitpunkt der Applikation sollte aufgezeichnet werden, damit der Anästhesist weiß, ob er von einer vollständigen Anästhesie ausgehen kann.

Zwischenfall im Zusammenhang mit EMLA (8)

Einem 12 Wochen alten männliche Säugling wurden 5 g EMLA (entsprechend einer Tube) auf 4 verschiedene Hautpartien appliziert. Wegen einer Änderung im Operationsprogramm wirkte die Creme 5 Stunden lang ein. Das Kind hatte zudem über 2 Monate (Sulfonamide) ein Methämoglobin bildendes Antibiotikum erhalten. Der Junge entwickelte eine sogenannte „braune Zyanose" von immerhin 28 % Methämoglobin (bis 2 % Norm, ab 5 % braune Zyanose, ab 20 - 30 % klinische Symptome der Hypoxämie, ab 70 % Exitus). Das Kind zeigte keine klinischen Symptome außer der braunen Zyanose, die durch die Injektion von 1 mg/kg KG Methylenblau rasch behoben war. (Die Oximetrie kann nicht zur Überwachung der Methämoglobinämie eingesetzt werden.)

Es gelten folgende Empfehlungen zur sicheren Anwendung der EMLA-Creme (auch bei Säuglingen):

Menge: weniger als 2 g pro Patient
Fläche: kleiner als 16 cm^2
Einwirkungszeit: weniger als 4 Stunden
Alter: älter als 3 Monate
keine Methämoglobinbildner zusätzlich verabreichen.

Unter diesen Kautelen waren die gemessenen Blutspiegel der Lokalanästhetika weit unter dem toxischen Bereich und das Methämoglobin im Normbereich (Säuglinge) (5).

Grundsätzlich gilt für die Oberflächenanästhesie:
Eine gute Durchblutung führt zu hohen Blutspiegeln an Lokalanästhetika. Lokalanästhetika auf der Oberfläche angewendet erzeugen leichter eine Allergie.

Eine veränderte Hautoberfläche führt zu einer veränderten Resorption. Z. B. beträgt die Einwirkungszeit von EMLA bis zur vollständigen Anästhesie bei Atopikern 5 - 15 Minuten. Die Einwirkungszeit sollte bei diesen Patienten 60 Minuten nicht überschreiten (9).

Lokalanästhetika gelangen nur in der basischen Form an ihren Wirkort (10). Lokalanästhetika brennen beim Auftragen auf wunde Haut.

Lokalanästhetika wirken per se bakterizid und antiphlogistisch (4, 12). Demzufolge kann eine Lokalanästhesie (z. B. bei Bronchoskopie) mikrobiologische Untersuchungen verfälschen.

Intraoperative Wundanästhesie

Bupivacain ist wegen seiner langen Wirkdauer am besten zur intraoperativen Wundanalgesie geeignet, in der Regel 0,125 - 0,25 %ig bei kleineren Kindern. Am Ende der Operation wird die Haut lokal infiltriert oder gezielt zuführende Nerven blockiert. Die Höchstdosis von 2 mg/kg KG darf nicht überschritten werden. Zur postoperativen Analgesie können außerdem nach dem Wundverschluß je nach Verbandstechnik 1 - 2 Hub Xylocain-Spray, 0,5 - 1 ml Xylocain-Gel oder 0,5 - 1 ml Xylocain-Creme aufgebracht werden. Die Analgesie hält 4 - 5 Stunden an und ist gleich wirksam wie ein Peniswurzelblock oder eine Morphingabe. (13)

Literatur:

(1) Ammon H P T, 1991
Arzneimittelneben- und wechselwirkungen
Wissenschaftl. Verlagsgesellschaft 3. Auflage

(2) Bjerring P et al., 1989
Vascular response of human skin after analgesia with EMLA cream
Br J Anaesth 63: 655

(3) Bjerring P, Arendt-Nielsen L, 1990
Depth and duration of skin analgesia to needle insertion after topical application of EMLA cream
Br J Anaesth 64: 173

(4) Cullen B F, Haschke R H, 1974
Local anesthetic Inhibition of phagocytosis and metabolism of human leukocytes
Anesthesiology 40: 142

(5) Engberg G et al., 1987
Plasma concentrations of prilocaine and lidocaine and methaemoglobin formation in infants after epicutaneous application of a 5 % lidocaineprilocaine cream (EMLA)
Acta Anaesthesiol Scand 31: 624

(6) Halperin D L et al., 1989
Topical skin anesthesia for venous, subcutaneous drug reservoir and lumbar punctures in children
Pediatrics 84: 281

(7) Hymes J A, Spraker M K, 1986
Racial Differences in the effectiveness of a topically applied mixture of local anesthetics
Regional Anesthesia 11: 11

(8) Jakobson B, Nilsson A, 1985
Methemoglobinemia associated with a prilocaine-lidocaine cream and trimetoprim-sulphamethoxazole
Acta Anaesthesiol Scand 29: 453

(9) Lennart J, Evers H, 1989
EMLA a new topical anesthetic
Adv. Dermatol. 1990 Year Book Medical Publishers. Inc.: 75

(10) Monash S, 1957
Topical anesthesia of the unbroken skin
A M A Archives of Dermatology 76: 752

(11) Mutschler E, 1986
Arzneimittelwirkungen
Wissenschaftl. Verlagsgesellschaft 5. Auflage

(12) Schmidt RM, Rosenkranz HS, 1970
Antimicrobial activity of local anesthetics: Lidocaine and procaine
The journal of infectious diseases 121: 597

(13) Tree-Trakarn T, Pirayavaraporn S, 1985
Postoperative pain relief for circumcision in children:
Comparison among morphine, nerve block and topical analgesia
Anesthesiology 62: 519

Kaudalanästhesie, Epiduralanästhesie

O. H. Schulte-Steinberg

Die Methoden der caudalen und epiduralen Leitungsanästhesie haben Tradition:
So wurde die Caudalanästhesie 1933 durch Campbell, die lumbale Epiduralanästhesie 1936 durch Sievers, die thorakale Epiduralanästhesie 1971 durch Isakob, die kaudothorakale Epiduralanästhesie 1983 durch Schulte-Steinberg und Busoni, sowie die sakral-intervertebrale Epiduralanästhesie 1987 durch Busoni beschrieben.

Besondere Aspekte beim Kind

Das Vorgehen bei der Anlage der Kaudal- und Epiduralanästhesie unterscheidet sich von der des Erwachsenen.

Praktische Durchführung

Zunächst wird eine „leichte" Basisnarkose mit Inhalationsmethoden oder mit intravenös bzw. intramuskulär verabreichtem Ketamin eingeleitet. Ein Anästhesist übernimmt sodann die Führung der Allgemeinanästhesie, während der andere die Epiduralanästhesie anlegt. Unmittelbar nach Injektion des Lokalanästhetikums kann das Kind in die für die Operation erforderliche Lage gebracht und mit der Hautdesinfektion begonnen werden. Die Operation erfolgt zunächst unter Inhalationsanästhesie oder Ketaminwirkung. Ein Warten auf das Einsetzen des Blockadeeffektes erübrigt sich.

10-15 Minuten nach Blockadebeginn wird die Allgemeinanästhesie reduziert (z. B. bei Verwendung von Halothan: Konzentrationen zwischen 0,25 und 0,5 %).

Pulsfrequenz und Blutdruckanstieg, Veränderungen der Atmung und der Pupillenweite zeigen gegebenenfalls eine unvollständige Analgesie an, die durch eine neuerliche Narkosevertiefung komplettiert wird. 10 Minuten später kann ein weiterer Test vorgenommen werden. Treten keine Reaktionen o.g. Art mehr auf, ist die Blockade ausreichend und die oberflächliche Narkose kann mit einem Lachgas-Sauerstoff-Gemisch gegebenenfalls 0,25 % Halothan zusätzlich bzw. ausschließlich mit Sedierung weitergeführt werden. Auch ist alternativ die Fortführung mit Ketamin intravenös 0,5 mg/kg Kg/h und Midazolam 0,005 mg/kg KG/h diskutabel.

Wesentliche Voraussetzung aller Verfahren ist die sorgfältige Fixierung der Extremitäten bei der Lagerung für die Operation, um den Eingriff störende Bewegungen von Seiten des Kindes zu vermeiden.

Vorteile der Epiduralanästhesie beim Kind

1. Die durch die Epiduralanästhesie erreichte Analgesie verringert den Bedarf an Allgemeinanästhesie erheblich, die postoperative Phase gestaltet sich ruhig. Nach der oberflächlicheren Allgemeinanästhesie sind die Kinder schneller wach. Die verringerte Menge an Inhalationsanästhetikum führt sowohl zu verminderten metabolischen Reaktionen als auch zu seltenerem postoperativem Erbrechen. Letzteres wird weiterhin dadurch reduziert, daß keine mit emetischen Nebenwirkungen behaftete Opiate zur Analgesie benötigt werden. Der frühere Zeitpunkt der oralen Flüssigkeitsaufnahme wirkt sich günstig aus.

2. Unerwünschte autonome Reflexe wie Laryngospasmus oder kardiale Arrhythmien bei perinealen Eingriffen oder Zirkumzisionen, die normalerweise eine tiefere Narkose und damit auch mehr Anästhetika erfordern, werden mit einer

regionalen Blockade praktisch ausgeschaltet, ganz abgesehen von den Vorteilen der postoperativen Analgesie.

3. Abhängig vom verwendeten Lokalanästhetikum kann Muskelentspannung erreicht werden. Etidocain und höhere Konzentrationen von Bupivacain oder Lidocain erzeugen eine tiefe Muskelentspannung; auch der Zusatz von Adrenalin – insbesondere zu Lidocain – hat die gleiche Wirkung. Auf diese Weise werden nicht-depolarisierende Muskelrelaxantien eingespart oder ganz überflüssig. Damit wird die Notwendigkeit zur postoperativen Beatmung mit ihren besonderen Problemen in den jüngeren Altersgruppen vermieden. Dies gilt insbesondere für Früh- und Neugeborene mit noch wenig entwickelten neuromuskulären Endplatten und nach Respiratory Distress Syndrome.

4. Die Ruhigstellung einer Extremität, insbesondere nach komplizierten chirurgischen Eingriffen wird vereinfacht durch eine Langzeitanästhesie.

5. Im Falle einer Disposition zur malignen Hyperthermie läßt sich mit einer Regionalanästhesie die Gefahr einer Manifestation abwenden.

6. Hypotonie und Harnverhalten werden als Komplikationen der zentralen Blockaden bei Kindern selten beobachtet. Manueller suprapubischer Druck führt selbst bei männlichen Kindern zur Blasenentleerung. Da die Nierenperfusion bei Regionalanästhesietechniken vom peripheren Blutdruck abhängt, sind Kinder mit Nierenerkrankungen besonders gute Kandidaten für die Verfahren.

7. Der intra- und postoperative Blutverlust ist bei neuraler Blockade deutlich verringert.

8. Eingeklemmte Leistenhernien können unter Kaudalanästhesie fast durchweg mühelos reponiert werden. Damit entfällt praktisch die Notwendigkeit zur Sofortoperation mit der Gefahr der Aspiration durch den vollen Magen.

Präoperative Untersuchung und Behandlung

Diese weicht nicht von der bei Allgemeinanästhesie üblichen ab. Es sollte ausdrücklich über die Periduralanästhesie aufgeklärt werden. Bei Frühgeborenen ist auch an die Möglichkeit einer Koagulationsstörung zu denken und diese ausreichend zu diagnostizieren und gegebenenfalls zu korrigieren.

Prämedikation

Midazolam ist gegenwärtig das günstigste Benzodiazepin zur Prämedikation des Kindes, da es die Plasmaspiegel weder des Bupivacain noch des Mepivacain beinflußt. Unter der Einwirkung der Prämedikation und der Allgemeinanästhesie ist die Krampfschwelle zweifellos erhöht, Konvulsionen werden aber eben auch verschleiert und es sollte daraus kein Freibrief zur Dosisüberschreitung abgeleitet werden.

Dosierung der Lokalanästhetika

Die Dosierung der Lokalanästhetika muß besonders im Kindesalter sorgfältig nach dem Körpergewicht berechnet werden und darf nicht nach absoluten Dosen für jede Altersgruppe erfolgen. Diese Art der Berechnung ist für Kinder nicht gesichert und nur in Analogie zum Erwachsenen entstanden. So weiß man heute, daß die Oberflächenanästhesie bei Kindern unter drei Jahren höhere Plasmaspiegel zur Folge hat als bei Patienten in höherem Lebensalter. Es sollten die in

Agent	Topical Use Concentration (%)	Dose (mg / kg bw)
Lidocaine	2 – 10	3
Mepivacaine		5
Dibucaine	0,2 – 0,5	1
Cocaine	3 – 10	2
Amethocaine (tetracaine)	0,5 – 2	1

Tab. 1 Empfohlene Höchstdosen und -konzentrationen bei topischer Anästhesie

	Injecton Plain Solution Dose (mg/kg KG)	Dose with Epinephrine (mg/kg bw)
Lidocaine	5	7
Mepivacaine	5	7
Prilocaine	5 – 7 (Dose not to exceed 600 mg; single dose only)	7 – 9
Chloroprocaine and procaine	7	10
Bupivacaine	2	2
Etidocaine	3	3 – 4
Dibucaine	2 (Subarachnoid use only)	2
Amethocaine (tetracaine)	1,5 (Subarachnoid use only)	1,5

Tab. 2 Empfohlene Höchstdosen und -konzentrationen bei Injektionsanalgesie

Tabelle 1, 2 angegebenen Dosierungen nicht überschritten werden. Verdünnte Lösungen helfen aus, wo größere Volumina nötig sind.

Testdosis:

Die Testdosis zur Vermeidung intravaskulärer Injektionen in Form von 0,5 - 1 ml eines adrenalinhaltigen Lokalanästhetikums ist manchmal schwer zu beurteilen. Sie läßt sich im allgemeinen deutlich im EKG durch Auftreten von Arrhythmien oder einer Tachykardie, sowie einer Steigerung des Blutdruckes erkennen. Eine weitere Möglichkeit der Identifizierung einer intravasalen Lage des Katheters ist das Senken des Katheterendes unter das Niveau des Einstiches, was gegebenfalls zum Rückfluß von Blut führt.

Zugänge zum Epiduralraum

Kaudaler Zugang

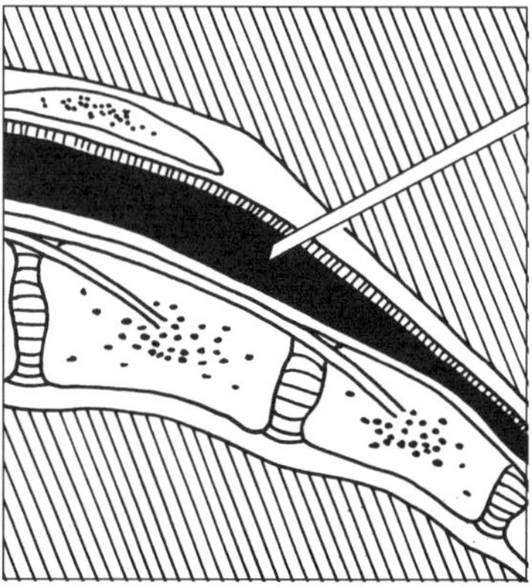

Dieser Zugangsweg war lange Zeit der populärste. Bisher wurde er empfohlen für Leistenhernien, perineale Eingriffe und Zirkumzisionen, sowie für Operationen an den unteren Extremitäten.

Abb. 1a + 1b

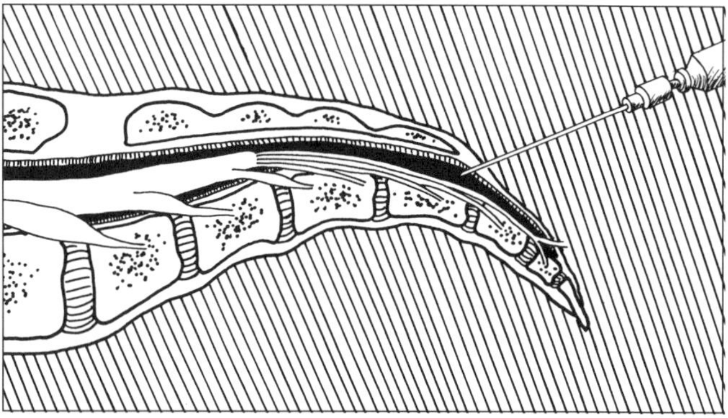

KONTRAINDIKATIONEN DER KAUDALEN PERIDURALANÄSTHESIE

HYPOVOLÄMISCHER SCHOCK
LOKALE INFEKTION
NEUROLOGISCHE ERKRANKUNGEN ODER AUSFÄLLE?
KOAGULOPATHIEN

Tafel 1

Die Kontraindikationen (Tafel 1) sind mit denen des Erwachsenenalters identisch. Mit der kontinuierlichen kaudalen Epiduralananästhesie können auch Oberbaucheingriffe durchgeführt werden, ohne die technisch schwierigeren dorsalen lumbalen und thorakalen Punktionen insbesondere bei Säuglingen und Kleinkindern anwenden zu müssen.

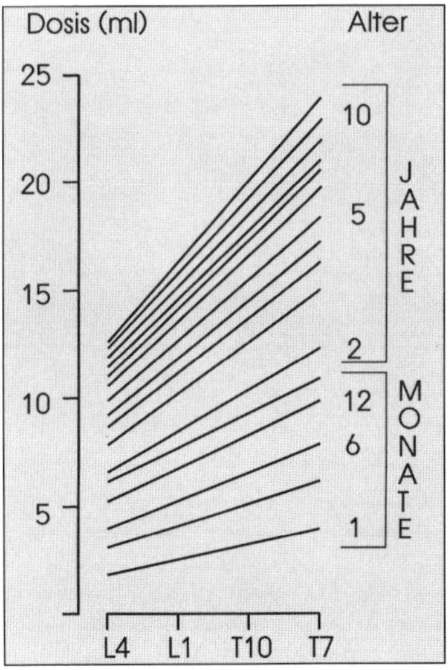

Abb. 2 Dosisempfehlung nach Busoni

Als Lokalanästhetika finden 1 - 1,5 %iges Lido- oder Mepivacain bzw. 0,25 %iges Bupivacain Anwendung. Bei älteren Kindern erhöhen sich die Konzentrationen auf 2 % für Lido- und Mepivacain sowie auf 0,5 % für Bupivacain. Für Kinder ist die Volumendosierung besonders bedeutsam. Man richtet sich am besten nach der graphischen Darstellung von Busoni (Abb. 2). Armitage verwendet 0,5 ml/kg

KG zur Blockade bis L5, 1 ml/kg KG bis TH10 und 1,25 ml/kg KG bis TH7.

Die Technik der einzeitigen Kaudalblockade ist außerordentlich einfach (Abb. 1a/1b, Seite 86).

Beim Durchstechen des Ligamentums ist ein deutlicher Widerstandsverlust wahrnehmbar, bevor die Nadel schließlich vom vorderen Blatt des OS sacrum arretiert wird. Damit ist der Epiduralraum erreicht. Ein Vorschieben der Nadel in den Hiatus ist überflüssig, das Lokalanästhetikum kann nach der Testdosierung verabreicht werden. Eine Injektion in den subarachnoidalen Raum ist praktisch ausgeschlossen, wenn die Nadel nicht in den Hiatus eingeschoben wird.

Dagegen ist für die kontinuierliche Kaudalblockade ein Einführen der Nadel in den Hiatus notwendig. Es werden großkalibrige 18G oder auch 16G intravenöse Kunststoffverweilkanülen benutzt. Nach Kontaktaufnahme der Nadelspitze mit dem vorderen Blatt des OS sacrum wird das hintere Ende der Nadel gesenkt und die Spitze 1 - 2 cm tief in den Hiatus eingeschoben. Nun muß die Kunststoffscheide bei Arretierung der Metallführungsnadel noch um weitere 1 - 2 cm vorgeführt werden. Ein eingeführter Katheter läßt sich bei Kindern bis zu 8 Monaten beliebig weit – z. B. bis in den thorakalen Bereich – und bei älteren Kindern

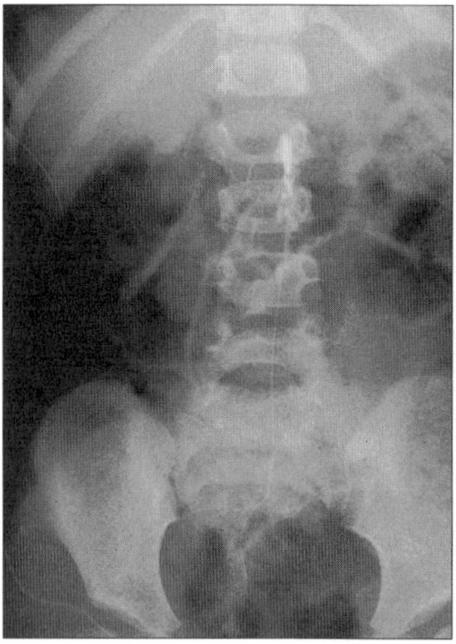

Abb. 3 Röntgenbild eines Periduralkatheters von Lumbal

immer noch bis in Höhe der Lendenwirbel vorschieben. Der Katheter wird nun für eine normale lumbale oder thorakale Epiduralanästhesie verwendet (Abb. 3).

Wichtig ist, den Katheter nie über einen Widerstand hinweg vorzuschieben, da er dann Schlingen bildet und praktisch nie nach kranial weiter wandert. Die Katheter werden regelmäßig am Ende des Eingriffes entfernt. Bakteriologische Untersuchungen haben keine pathogene Keimbesiedlung gezeigt. Die Methode kann in ungewöhnlich kurzer Zeit (etwa 5 Min.) zur Anlage einer lumbalen bzw. thorakalen Epiduralanästhesie dienen (vor allen Dingen bei Früh- oder Neugeborenen). Die Dosierung der Lokalanästhetika richtet sich je nach Höhe der Katheterspitze nach den für den lumbalen und thorakalen Zugang angegebenen Mengen. Zur Vermeidung toxischer Blutspiegel empfiehlt es sich, bei der Nachinjektion zwar dasselbe Volumen wie das der Initialdosis, aber nur die halbe Konzentration zu verwenden. Erfahrungsgemäß bleibt der motorische Block dabei in demselben Ausmaß vorhanden. Im Zweifelsfall kann eine adrenalinhaltige Lösung eingesetzt werden.

Lumbaler Zugang

Die Indikation und Kontraindikation für die lumbale – wie im übrigen auch thorakale – Epiduralanästhesie sind identisch mit denen für Erwachsene. Die verwendeten Lösungen entsprechen den zuvor beschriebenen. Die Dosierung ist einer graphischen Darstellung von Busoni zu entnehmen.

Die Technik der lumbalen Epiduralanästhesie entspricht der beim Erwachsenen, unter Verwendung der kürzeren Tuohy-Kanüle. Auch bei Kindem wird der Epiduralraum mit dem Widerstandsverlust mit Kochsalzlösung identifiziert, sei es mit der Spritze oder mit der Mikrotropfmethode. Gerade bei Säuglingen zeigt sich aber die Wichtigkeit der Verwendung eines flüssigen Mandrins, also einer Kochsalzlösung, da die 4 bisher mitgeteilten schweren neurologischen Komplikationen (unmittelbare Tetraplegien) bei einem Widerstandsverlusttest mit Luft entstanden sind. Diskutiert wird dazu die Möglichkeit einer Luftembolie.

Thorakaler Zugang

Die Ausführungen über den lumbalen Zugang gelten in vollem Umfang auch für den thorakalen. Unterschiedlich zum Erwachsenen wird bei Kindern der mediane Zugang bevorzugt. Die Dosierung der Lokalanästhetika liegt bei 0,5 ml/kg KG.

Sakrale intervertebrale Epiduralanästhesie

Dieser zuletzt beschriebene sakrale intervertebrale Zugang ist in Höhe von S2 - 3 möglich. Er kommt zum Einsatz, wenn die kaudale Route nicht möglich ist. Der genannte Zwischenraum

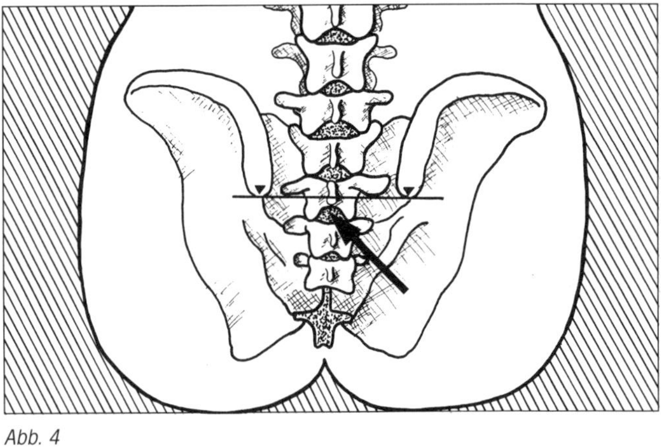

Abb. 4

Die Verbindungslinie zwischen den beiden Spinae iliacae posteriores superiores kreuzt den 2. sakralen Wirbelbogen. Der besonders weite Zwischenraum S2 – S3 wird durch Palpation 0,5 – 1 cm kaudal des Mittelpunktes der interspinalen Verbindungslinie gefunden und stellt die Einstichstelle dar.

ist leicht zu finden. Eine horizontale Linie zwischen den beiden Spinae iliacae posteriores superiores schneidet den 2. Sakralwirbelbogen. Der Unterrand der Lamina ist gut palpabel und bezeichnet die obere Begrenzung des Intervertebralraumes (Abb. 4). Wie beim Erwachsenen wird mit der Tuohy-Kanüle und Widerstandsverlusttest der Epiduralraum identifiziert. Möglich sind sowohl die Einzelinjektionen als auch kontinuierliche Verfahren über den eingelegten Katheter. Die Dosierung entspricht der für den kaudalen Zugang.

Lokalanästhetika zur postoperativen Analgesie

Die Konzentration der Lokalanästhetika zur postoperativen Analgesie kann geringer sein als für operative Eingriffe. Steur hat gezeigt, daß mit 0,0625 %igem Bupivacain mit einer Infusionsgeschwindigkeit von 0,1 ml/kg/h ausreichend Analgesie beim Neugeborenen erreicht werden kann. Armitage gibt für Säuglinge 0,1 %iges Bupivacain in der Dosierung 1 ml/Lebensjahr/h. Für ältere Kinder kommen 4 mg/kg KG/Tag in 8 Dosen oder per Infusionem in Betracht.

Narkotika

Die epidurale Gabe von Opiaten ist bei Kindem prinzipiell diskutabel. Die Gefahr der Atemdepression mit Fentanyl scheint geringer als mit Morphinen, da Fentanyl schnell in das Rückenmark eindringt und weniger Tendenz zur späteren Ausbreitung hat. Die Initialdosis für Fentanyl liegt bei 2 µg/kg KG, nach 4 Stunden gefolgt von einer Infusion von 5 µg/kg KG/Tag.

Sicherheit

Die relative Sicherheit der rückenmarksnahen Verfahren (10.000 Epidural– und Spinalanästhesien mit nur 3 totalen

Spinalblockaden ohne eine einzige neurologische Komplikation) wurde durch chinesische, italienische und französische Autoren beschrieben. Bei der Kaudalanästhesie ist es bisher nicht zu epiduralen Blutungen oder zu neurologischen Komplikationen gekommen. Erwähnt wurden bereits die 4 bisher mitgeteilten schweren neurologischen Komplikationen nach Vorgehen über den lumbalen Zugang unter Verwendung von Luft als Testdosis.

Literatur:

(1) Busoni P, 1986
The spread of caudal analgesia in children
A mathematical model. Anaesth Intensive Care

(2) Busoni P, Sarti A, 1987
Sacral intervertebral epidural block
Anesthesiology 67: 993

(3) Campbell MF, 1933
Caudal anesthesia in children
J Urol 30: 245

(4) Siever JM, Monsel LH, 1943
Continuous caudal anesthesia in three hundred unselected obstetric cases
J.A.M.A. 122: 424

(5) Schulte-Steinberg O, Ostermayer R, Rahlfs VW, 1984
Thoracic epidural analgesia – relationship between dose of etidocaine and spread of analgesia
Reg Anesth 9: 78

(6) Schulte-Steinberg O, 1984
Regional anaesthesia for children
Ann Chir Gynaecol 73: 158

(9) Schulte-Steinberg O, Rahlfs VW, 1970
Caudal anaesthesia in children and spread of 1% lignocaine
Br J Anaesth 42: 1093

Spinalanästhesie

M. Viguier-Löwe

Nach Bier, Truffier sowie Seldowitsch (1899), beschreiben Murphy, Lugueu, Kinderdjy und Bainbridge (1900) die ersten Spinalanästhesien bei Kindern zwischen 2½ und 13 Jahren.

Bis Mitte der 50 Jahre folgen zahlreiche Berichte (7, 13, 22, 42, 45). Mit der Entwicklung der modernen Anästhesie erlitt die Regionalanästhesie einen Rückgang. Erst in den 80er Jahren erlebte sie eine Renaissance bei Kindern und die Spinalanästhesie unter besonderen Indikationen (1, 20, 31).

Diese wenig verbreitete Technik kann trotzdem eine Alternative zur Allgemeinanästhesie sein.

Indikationen können sein:

- Operationen unterhalb von Th 10 im Vorschulalter (8, 23).
- Frühgeborene, Kinder mit Mißbildungen wie Tracheomalacie, Pierre-Robin-Syndrom, arthrogryposis multiplex congenita, Makroglossie, schwere Hypotrophie und ehemalige Frühgeborene mit einer Anamnese von neonatalem Atemnotsyndrom, die ein erhöhtes Risiko bei Allgemeinanästhesie anbieten, sind besonders für eine Spinalanästhesie geeignet (1, 8, 14, 15, 16, 20, 24, 31, 49, 50). So können die endotracheale Intubation, die Allgemeinanästhesie, eine postoperative Apnoe und eine postoperative Nachbeatmung vermindert werden.
  Eine Apnoe bei solchen Kindern kann bis zu der 60. postkonzeptionellen Woche mit einer Rate von 18 bis 37 % auftreten (19, 26, 27, 30, 43).
- Einige Autoren führen eine Spinalanästhesie mit Opoiden auch für thorakale Eingriffe (9, 21, 22) für die postoperative Schmerztherapie durch.

- Ambulante Patienten (32).
- McDonald (28) führt bei Operationen, die länger als 60 Min. dauern, eine kontinuierliche Spinalanästhesie mit einem 28 G Mikrokatheter durch.

Die Kontraindikationen sind identisch mit denen anderer rückenmarksnaher Anästhesien:
- Ablehnung durch die Eltern (1).
- Systemische Störungen wie Koagulopathie, Septikämie, Meningitis, neurologische Erkrankungen, Hypovolämie.
- Lokale Kontraindikationen, wie Infektionen im Bereich der Einstichstelle.
- Allergien gegen Lokalanästhetika.
- Kinder mit erhöhtem intrakraniellem Druck oder mit einer Liquordrainage bei Hydrocephalus (10, 35, 40).

Technik

Die Vorbereitungen beinhalten heutzutage einen „normalen" Arbeitplatz mit einem angemessen Narkosegerät und einem Wagen. Das medikamentös prämedizierte Kind erhält eine Allgemeinanästhesie. Neugeborene und Säuglinge bis zu 3 Monaten werden einfach lumbal punktiert (41).

Das Monitoring entspricht dem einer üblichen Kindernarkose. Die Lagerung ist ähnlich der zur Periduralanästhesie. Das narkotisierte Kind wird in Seitenlage, mit der zu operierenden Seite nach unten, in Rückenflexion und Kopfextension gebracht (18, 48). Nicht narkotisierte Kinder können in sitzender Position punktiert werden.

Aus anatomischen Gründen liegt die Punktionsstelle in der Mittellinie, bei Säuglingen in Höhe L4/5 (41) oder L5/S1 (10), bei anderen Kindern in Höhe L3/4 oder L4/5.

Eine Infiltration der Punktionsstelle ist bei nicht narkotisierten Kindern nicht zu empfehlen (36).

Unter üblichen Sterilitätsmaßnahmen wird die Spinalkanüle mit oder ohne Führungskanüle in einem rechten Winkel zur Verbindungslinie der Beckenkämme durch das Ligamentum interspinale eingeführt.

Der Nadelschliff wird dabei parallel zu den Durafasern gehalten. Eine Zunahme des Widerstandes entspricht dem Ligamentum flavum. Dieser Widerstand nimmt ab, sobald die Kanülenspitze durch das Ligamentum flavum in den Periduralraum eingedrungen ist. Die Distanz kann mit der Formel D = (W + 10) x 0,8 berechnet werden (47), D = Distanz zwischen Haut und Lumbalepiduralraum bei L 3/4 in mm, W = Körpergewicht in kg.

Nach einigen mm und einem erneuten Widerstandsverlust ist der Subarachnoidalraum erreicht. Die Distanz zum Subarachnoidalraum beträgt nach Saint-Maurice zwischen 17 und 40 mm.

Der Mandrin wird entfernt. Das Lokalanästhetikum wird nur nach Liquoraustritt appliziert (1, 10).

Die Injektionsgeschwindigkeit sollte 20 sec. nicht unterschreiten. Einer schnellen Injektion folgt eine weitere Ausbreitung der Lösung. Der Inhalt der Spritze sollte nur das zu injizierende Volumen an Lokalanästhetikum beinhalten.

Nach der Injektion wird das Kind je nach Barizität des injizierten Lokalanästhetikums gelagert.

Ausbreitung

Die Anästhesie breitet sich sehr schnell, in weniger als 2 Min., aus (Bupivacain isobar 0,5 % (29)).

Das Niveau der Analgesie ist bei Kindern klinisch schwer zu beurteilen. Die Progression der Paralyse der abdominalen Muskeln des Kindes, wenn es atmet, weint, spricht, hustet, kann hilfreich sein (7). Das Analgesieniveau ist dann einige Dermatome höher.

Der Muskeltonus in den unteren Extremitäten verschwindet rasch. Die „pinprik" Methode und ein Nervenstimulator können zur Kontrolle dienen (23, 33).

Und letztendlich ist der chirurgische Reiz immer ein guter Test für eine ausreichende Analgesie. Die Dauer der Analgesie ist bei Kindern kürzer als bei Erwachsenen (1,11,12,20,39).

Mit der Ableitung von evozierten Potentialen konnte Harnik zeigen, daß unter Anwendung von hyperbarem Tetracain die praeoperativen Werte 3 Stunden nach der Spinalanästhesie wieder erreicht wurden. Ob der Adrenalin-Zusatz eine Verlängerung der Blockade hervorruft, ist nicht geklärt (Pro: Abajian, Saint-Maurice; contra: Mahe (1, 29, 41)).

Auswahl und Dosierung der Lokalanästhetika

Cocain, Stovain, Nupercain, Procain, Pontocain in hyper- oder hypobaren Lösungen wurden als erste Lokalanästhetika eingesetzt.

Autor	Lokalanästhetikum	Konzentration (%)	Dosis (mg/kg KG)	Adrenalin	Wirkdauer (min.)
Melman 1975	Lidocain	5	1,5 – 2,5	+	?
Abajian 1984	Tetracain 0,2 ml + 0,2 ml Dextrose 10 %	1	0,32 – 0,22	1/1000 0,02 ml	90
Blaise 1986	Tetracain Bupivacain hyperbar	1 0,75	0,4 – 0,2 0,4 – 0,3	–	<70
Harnik 1986	Tetracain hyperbar	1	0,24 – 0,65	–	55 – 85
Rice 1987	Tetracain + 0,04 ml/kg Dextrose 10 %		0,4	–	90
	Tetracain + 0,04 ml/kg Dextrose 10 %		0,4	1/1000 0,02 ml	125
	Lidocain + 7,5 % Glukose	5	3	1/1000 0,02 ml	56

Tab. 1 Dosierungen und Konzentrationen verschiedener Lokalanästhetika (1)

Autor	Lokalanästhetikum	Konzentration (%)	Dosis (mg/kg KG)	Adrenalin	Wirkdauer (min.)
Mahe 1988	Bupivacain isobar	0,5	0,80		70
	Bupivacain isobar	0,5	0,86	1/200 000	80
Gallagher 1989	Bupivacain hyperbar	0,5	0,06 ml/kg +0,1 ml	–	75
Parkinson 1990	Bupivacain hyperbar	0,75	0,6	1/1000 0,02 ml	90
Gerber 1991	Tetracain hyperbar		0,5	+	?
Fösel 1992	Tetracain hyperbar	1	0,6 – 0,3	–	60 – 90
	Bupivacain isobar	0,5	0,8	–	60 – 90
Kokki 1992	Bupivacain isobar	0,5	0,5	–	75 – 135

Tab. 2 Dosierungen und Konzentrationen verschiedener Lokalanästhetika (2)

Autor	Lokalanästhetikum	Konzentration (%)	Dosis (mg/kg KG)	Adrenalin	Wirkdauer (min.)
Ramamoorthy 1991	Bupivacain hyperbar	0,5	1 – 1,2	–	120 – 150
	Tetracain hyperbar	0,5	1 – 1,2	–	170 – 200
Sukhani 1991	Lidocain hyperbar	2,5	5	–	90

Tab. 3 Dosierungen und Konzentrationen verschiedener Lokalanästhetika (3)

Seit 1975 werden Lidocain (31, 39), Tetracain (1, 8, 16, 20, 39, 49), Bupivacain (8, 15, 23, 29, 32, 33, 52) mit oder ohne Adrenalinzusatz, in hyperbarer oder isobarer Lösung hauptsächlich verwendet.

Die Auswahl des besten Lokalanästhetikums bleibt kontrovers. Die empfohlene Dosis ist abhängig vom Körpergewicht des Kindes, die Dosis ist umgekehrt proportional zum Alter des Kindes.

10 bis 14 % der Kinder brauchen eine Supplementierung. Höhere Dosierungen werden demzufolge empfohlen (38, 44).

5 mg/kg KG hyperbares Lidocain sind für kurze Eingriffe, wie Leistenhernienoperationen adäquat.

Lokalanästhetikum	Konzentration (%)	Dosierung (mg/kg KG)	Wirkdauer (min.)
Lidocain	5	2,5 – 1	90
Tetracain			
– ohne Adrenalin	1	0,65 – 0,2	60 – 90
– mit Adrenalin	1	0,4 – 0,22	90 – 125
Bupivacain			
– isobar, ohne Adrenalin	0,5	0,80	60 – 90
– isobar, mit Adrenalin	0,5	0,86	80
– hyperbar, ohne Adrenalin	0,75	0,4 – 0,3	90
– hyperbar, mit Adrenalin	0,75	0,6	90

Tab. 4 Dosierungen und Konzentrationen verschiedener Lokalanästhetika (4)

Nebenwirkungen und Komplikationen

Die Kinder unter rückenmarksnahen Anästhesien sind kardiovaskulär stabil. In einer Untersuchung von Dohi zeigten die Kinder bis zu 5 Jahren keine Beeinträchtigung ihrer Kreislaufparameter. Blutdruck und Herzfrequenz können aber nicht nur bei größeren Kindern unter Spinalanästhesie abfallen.

Dies betont die Notwendigkeit einer üblichen Überwachung und eines nicht zu frühen Aufrichtens nach der Spinalanästhesie (12, 20, 29, 34).

Die Versagerquote liegt bei 10–16% (1, 8, 14, 15).

Außer bei Frühgeborenen und Säuglingen ist eine Supplementierung bei der Spinalanästhesie entweder aus psychologischen Gründen wünschenswert oder notwendig bei Teilversagern. Videofilme, Spielzeuge, Musik, Sedierung, Allgemeine Anästhesie werden verwendet (8, 20, 31).

Eine Apnoe kann im Verlauf der Operation oder in der postoperativen Phase auftreten (20).

Bei Frühgeborenen im 1. Lebensiahr bleibt ein Apnoemonitoring für 12 Stunden postoperativ indiziert.

Einige Fälle zu hoher Spinalanästhesien sind bekannt geworden (2, 51). Die Lagerung bei hyperbaren Lösungen, die Injektiongeschwindigkeit des Lokalanästhetikums, und die gesamte Dosis spielen offensichtlich eine Rolle.

Eine Sedation unter Spinalänesthesie könnte mit besonderen Bupivacain-Plasma-Konzentrationen in Verbindung stehen (5). Die freie Bupivacain-Fraktion ist dabei sehr niedrig. Der Adrenalinzusatz spielt dabei keine Rolle (6).

Postspinale Kopfschmerzen scheinen bei Kindern, die jünger als 10 Jahre sind, seltener aufzutreten als im Erwachsenenalter (8,25,42). Zwei Fälle von Kopfschmerzen nach Lumbalpunktion bei einem 12jährigen und einem 9jährigen Jungen wurden erfolgreich mit einem Blutpflaster behandelt (17, 37).

Die Spinalanästhesie im Kindesalter ist noch eine wenig verbreitete Anästhesiemethode. Sie scheint aber präzise Indikationen zu besitzen, z. B. bei Frühgeborenen, die am kindlichen Atemnotsyndrom gelitten haben. Sie setzt erhebliche Erfahrungen voraus.

Literatur:

(1) Abajian JC, Mellish PWI, Browne AE, Perkins FM, Lambert DH, Mazuzian JE, 1984
Spinal anesthesia for surgery in the high risk infant
Anesth Analg 63: 359

(2) Baily A, Valley R, Bigler R, 1989
High spinal anesthesia in an infant
Anesthesiology 70: 560

(3) Bainbridge WS, 1900
Analgesia in children by spinal injection, with a report of a new method of sterilisation of the injection fluid
Med Rec NY 58: 937

(4) Bainbridge WS, 1901
Report of 12 operations on infants and young children during spinal analgesia
Arch Pediatr 18: 510

(5) Beauvoir C, Rochette A, Desh G, Galy A, D'Athis F, 1991
Spinal anesthesia in newborns: Bupivacaine plasma concentrations
Anesthesiology 75: A 968

(6) Beauvoir C, Rochette A, Galy A, Gesh G, D'Athis F, 1992
Fraction libre de bupivacaine injectée avec ou sans adrénaline par voie rachidienne chez le nouveau-né 34°
Congrés de la SFAR: R170

(7) Berkowitz S, Greene BA, 1951
Spinal anesthesia in children: Report based on 350 patients under 13 years of age
Anesthesiology 12: 376

(8) Blaise GA, Roy WL, 1986
Spinal anaesthesia for minor paediatric surgery
Can Anaesth Soc J 33: 227

(9) Dalens B, Tanguy A, 1988
Intrathecal morphin for spinal fusion in children
Spine 13: 494

(10) Dalens B, 1990
Pediatric regional anesthesia
CRC Press Florida: 417

(11) Dohi S, Naito H, Takahashi T, 1979
Age related changes in blood pressure and duration of motor block in spinal anesthesia
Anesthesiology 50: 319

(12) Dohi S, Seino H, 1986
Spinal anesthesia in premature infants: dosage and effects of sympathectomy
Anesthesiology 65: 559

(13) Etherington-Wilson W, 1944
Spinal analgesia in the very young and further observations
Proceedings of the Royal Society of Medicin 38: 109

(14) Fösel Th, Larsen R, Schwaiger C, 1992
Spinalanästhesie zur Operation von Leistenhernien bei respiratorisch gefährdeten Säuglingen
Anästhesiol Intensivmed Notfallmed Schmerzther 27: 403

(15) Gallagher TM, Crean PM, 1989
Spinal anaesthesia in infants born prematurely
Anaesthesia 44: 434

(16) Gerber AC, 1991
Spinalanästhesie im Säuglingsalter
Anesthesist Suppl 40: 8

(17) Ghia JN, Spielman FJ, Scott FS, 1984
The diagnosis and succesful treatment of post-lumbar puncture headache in a pediatric patient
Regional Anesthesia 9: 102

(18) Gleason CA, Martin RJ, Anderson JV, Waldemar AC Sanniti KJ, Fanaroff AA, 1983
Optimal position for a spinal tap in preterm infants
Pediatrics 71: 31

(19) Gregory GA, Steward DJ, 1983
Life-threatening perioperative apnea in the ex-„premie"
Anesthesiology 59: 495

(20) Harnik EV, Hoy GR, Potolicchio S, Steward DJ, Siegelman RE, 1986
Spinal anaesthesia in premature infants recovering from respiratory distress syndrome
Anesthesiology 64: 95

(21) Jones SEF, Beasley JM, Mc Farlane DWR, Davis JM, Hall-Davies G, 1984
Intrathecal morphine for postoperative pain relief in children
J Anaesth 56: 137

(22) Junkin CI, 1933
Spinal anesthesia in children
Canad Med Am J 28: 51

(23) Kokki H, Hendolin H, Vainio J, Partanen J, 1992
Operationen im Vorschulalter. Vergleich von Spinalanästhesie und Allgemeinanästhesie
Anaesthesist 41: 765

(24) Krane EJ, Haberkern CM, Jacobson LE, 1991
A comparison of spinal and general anesthesia in the former premature infant
Anesthesiology 75: A912

(25) Kruesi MJP, Swedo SE, Coffey ML, Hamburger SD, Leonard H, Rapoport JL, 1988
Objektive and subjective side effects of research lumbar punctures in children and adolescents
Psychiatry Research 25: 59

(26) Kurth CD, Spitzer AR, Broennle AM, Downes JJ, 1987
Postoperative apnea in preterm infants
Anesthesiology 66: 483

(27) Liu LMP, Cote CJ, Goudsouzia NE, Ryan JF, Firestone S, 1983
Life threatening apnea in infants recovery from anesthesia
Anesthesiology 59: 506

(28) Mc Donald T, Berkowitz R, Santini J, Alverio N, 1991
A single dose and continuous microcatheter spinal anesthesia in former preterm infants
Anesthesiology 75: A911

(29) Mahe V, Ecoffey C, 1988
Spinal anesthesia with isobaric bupivacain in infants
Anesthesiology 68: 601

(30) Mayhew JF, Moreno L, 1984
Spinal anesthesia for high risk neonates
Anesth Analg 63: 782

(31) Melman E, Penuelas J, Marrofo J, 1975
Regional anesthesia in children
Anesth Analg 54: 387

(32) Mercury P, Lansade A, Terrier G, 1991
La rachianesthésie dans la chirurgie ambulatoire du nourrisson
Cahiers d'Anesthésiologie 39: 243

(33) Parkinson SK, Little WL, Malley RA, Pecsok JL, MuellerJB, Whalen TV, 1990
Use of hyperbaric bupivacaine with epinephrine for spinal anesthesia in infants
Regional Anesthesia 15: 86

(34) Pascucci RC, Herchenson MB, Sethna NF, Stark AR, 1988
Effects of spinal anesthesia on chest wall displacement in infants (abstract)
Anesthesiology 69: A773

(35) Plaut TF, 1968
Lumbar puncture in children: its value and risk
Clin Pediatr 7: 130

(36) Porter FL, Miller JP, Cole S, Marshall RE, 1991
A controlled clinical trial of local anesthesia for lumbar punctures in newborns
Pediatrics 88: 663

(37) Purtock RV, Buhl JL, Abram SE, 1984
Epidural blood patch in a nine-year old boy
Regional Anesthesia 9: 154

(38) Ramamoorthy C, Sukhani R, Black PR, 1991
Pediatric spinals without supplement in search of the optimal drug and dose
Anesthesiology 75: A915

(39) Rice L, DeMars P, Crooms J, Whalen T, 1987
Duration of spinal anesthesia in infants under one year of age: comparison of three drugs
Anesth Analg 66: 148

(40) Richards PG, Towre-Aghanste E, 1986
Dangers of lumbar puncture
Br Med J 292: 605

(41) Saint-Maurice C, 1992
Spinalanästhesie. In: Regionalanästhesie bei Kindern
Saint-Maurice C, Schulte-Steinberg O (Hrsg.)
Gustav Fischer-Verlag: 119

(42) Slater HM, Stephan CR, 1950
Hypobaric potocaine spinal anesthesia in children
Anesthesiology 11: 709

(43) Steward DJ, 1982
Preterm infants are more prone to complications following minor surgery than are term infants
Anesthesiology 56: 304

(44) Sukhani R, Ramamoorthy C, Wahood A, Black P, 1991
Spinal lidocain: an optimal agent for inguinal herniorrhaphy in infants
Anesthesiology 75: A 914

(45) Tyrell-Gray H, Cantab MC, 1909
A study of spinal anaesthesia in children and infants
From a series of 200 cases
Lancet 9: 13

(46) Uemura A, Yamashita M, 1992
A formula for determining the distance from the skin to the lumbar epidural space in infants and children
Pediatric Anaesthesia 2: 305

(47) Weisman LE, Merenstein GB, Steenbarger J R, 1983
The effect of lumbar puncture position in sick neonates
Am J Dis Chil 137: 1077

(48) Wellborn LG, Rice LJ, Hannallah RS, Broadmann LM, Ruttimann UE, Fink R, 1990
Postoperative apnea in former preterm infants: prospective comparison of spinal and general anesthesia
Anesthesiology 72: 838

(49) Webster AC, McKishnie JD, Kenyon CF, Marshall DG, 1991
Spinal anaesthesia for inguinal hernia repair in highrisk neonates
Can J Anaesth 38: 281

(50) Wright TE, Orr RJ, Haberkern CM, Walberg EJ, 1990
Complications during spinal anesthesia in infants: high spinal blockade
Anesthesiology 73: 1290

(51) Yaster M, Maxwell LG, 1989
Pediatric regional anesthesia
Anesthesiology 70: 324

Plexusanästhesien und periphere Nervenblockaden

K. Fichtner

Axilläre Plexusblockade

Schon wenige Jahre nach der Erstbeschreibung der Blockade des Plexus brachialis über den axillären Zugang (8) wurde die Methode bei Kindern publiziert (5).

Das Verfahren wurde jedoch, bedingt durch die Verbesserungen der Allgemeinanästhesie, über etwa 30 Jahre kaum praktiziert. Erst seit Beginn der 60er Jahre erleben regionalanaesthetische Methoden auch im Bereich der Kinderchirurgie, in deren Folge auch die Plexus axillaris-Blockade, eine gewisse Renaissance.

Bei solchen Patienten hat sich der axilläre Zugang als Standardmethode durchgesetzt. Andere Zugangswege sind speziellen Indikationen vorbehalten, da sie technisch schwieriger und mit größeren Komplikationsmöglichkeiten behaftet sind als die nachfolgend beschriebene Methode.

Indikationen

- Operationen im Bereich des Unterarmes,
- Handchirurgische Eingriffe,
- Postoperative Analgesie bei Eingriffen an Unterarm oder Hand und krankengymnastische Übungsbehandlung.

Kontraindikationen

- entzündliche Prozesse im Bereich der Axilla,
- Unmöglichkeit der Abduktion des Armes im Schultergelenk,
- OP-Situs im Bereich des Oberarmes, da dieser beim axillären Zugang meist nur unvollständig erreicht wird.

Im allgemeinen kommt der axilläre Zugang nur für Eingriffe bis etwa zum Ellenbogengelenk in Frage, wobei auch die Radialseite des Unterarmes und die Daumenbasis möglicherweise nicht ausreichend analgesiert werden, da der sie versorgende N. musculocutaneus häufig oberhalb der Axilla aus der Gefäßnervenscheide austritt.

Anatomie

Die Anatomie (Anordnung der Nerven und Gefäße) ist beim Kind prinzipiell wie beim erwachsenen Patienten; Leitstruktur für die Punktion ist ebenfalls die Arteria axillaris.

Insbesondere beim Kleinkind liegt der Plexus durch gering ausgeprägte Muskulatur und schwach ausgebildetes Subcutangewebe sehr oberflächlich und wird bereits nach einigen Millimetern erreicht (Abb. 1).

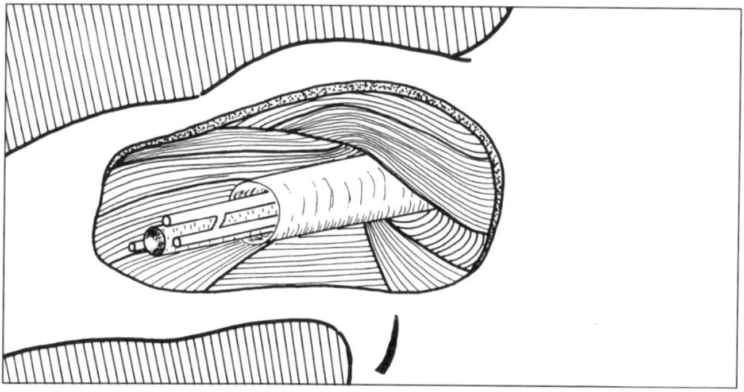

Abb. 1 Schematische Darstellung der axillären Plexusblockade

Technik

Der Patient befindet sich in Rückenlage, wobei der Arm der zu blockierenden Seite um 90° im Schultergelenk abduziert und der Unterarm supiniert ist. Eine Hyperabduktion ist zu vermeiden, da hierdurch die proximale Ausbreitung des Lokalanästhetikums eher behindert werden kann.

Das Gebiet der Axilla wird desinfiziert und abgedeckt, danach wird die Pulsation der A. axillaris getastet, die beim Kind üblicherweise sehr gut lokalisiert werden kann.

Eine mit einem Nervenstimulator verbundene immobile Nadel- oder Teflonkanüle des Kalibers 22G oder 23G wird knapp oberhalb der Arterie eingestochen und in dorsomedialer Richtung auf die Axilla vorgeschoben. Die Verwendung eines Nervenstimulators ist auch bei Kindern zu empfehlen, da die Blockade häufig in Sedierung oder leichter Allgemeinanästhesie durchgeführt wird und so eine atraumatische Lokalisation möglich ist.

Bei erfolgreicher Punktion des Gefäß-Nerven-Bündels sieht man Muskelbewegungen im Bereich des Unterarmes und der Hand auch bei niedriger Stromstärke.

Jetzt sollte die Arterie distal der Punktionsstelle komprimiert und nach negativem Aspirationstest die errechnete Menge des Lokalanästhetikums langsam injiziert werden.

Wurde im Hinblick auf eine postoperative Analgesie mit einer Teflonkanüle gearbeitet, so sollte diese über die kurzgeschliffene Nadel in das Gefäß-Nerven-Bündel vorgeschoben und danach fixiert werden.

Sodann wird der Arm wieder an den Körper des Patienten angelagert und unterhalb der Punktionsstelle manuell komprimiert.

Dosierung

Alter	Volumen (ml)	Lidocain	Bupivacain
0– 4	Größe (cm) ÷ 12	0,75 %	0,1875 %
5– 8	Größe (cm) ÷ 10	0,8–0,9 %	0,25 %
9–16	Größe (cm) ÷ 7	1,0 %	0,25 %

Tab. 1 Dosierung von Lidocain und Bupivacain nach Winnie

Alter	Volumen (ml)	Prilocain/Mepivacain
1– 3	6– 9	0,5 %–1,0 %
4– 7	9–14	1 % + Vasokonstriktor
8–12	14–20	1 % + Vasokonstriktor
13–15	15–20	1,5 % + Vasokonstriktor

Tab. 2 Dosierung von Prilocain und Mepivacain nach Eriksson

Die Konzentration und Menge des Lokalanästhetikums richtet sich nach Alter und/oder Körpergröße des Kindes und kann entweder nach dem Schema von Winnie oder dem von Eriksson festgelegt werden.

Die Auswahl der Lokalanästhetika sollte sich nach eigenen Erfahrungen und der angestrebten Analgesiedauer richten.

Komplikationen:

- Intravasale Injektion (venös oder arteriell) mit konsekutiven Zeichen der Intoxikation,
- Axilläres oder subkutanes Haematom mit nachfolgenden Durchblutungsstörungen (sehr selten).

Innerhalb der Dosierungsschemata sind zwar gewisse Variationen je nach eigener Erfahrung oder Konstitution des Kindes möglich; daß eine Beachtung der empfohlenen Höchstdosen dennoch sinnvoll ist, zeigte die Messung der Blutspiegel von Bupivacain nach Plexus axillaris-Blockaden (2, 3).

Dosis Bupivacain	Plasmakonzentration
2 mg/kg KG	1,35 (SD 0,37) µg/ml
3 mg/kg KG	1,84 (SD 0,45) µg/ml

Tab. 3 Dosierung und Plasmaspiegel von Bupivacain

Bei Einhalten der Höchstdosis liegen die Plasmaspiegel auch unter Berücksichtigung der Standardabweichung unter

2 μg/ml, während sie bei der höheren Dosierung die hypothetische Toxizitätsgrenze in einzelnen Fällen überschreiten können.

Diese Plasmaspiegel wurden bei lege artis durchgeführten Blockaden gemessen, bei denen kein Anhalt für eine intravasale Injektion bestand. Bei versehentlicher intravenöser oder intraarterieller Injektion kommt der Höchstdosis noch eine weitaus größere Bedeutung zu.

Intravenöse Regionalanästhesie (IVRA)

Die intravenöse Regionalanästhesie wurde 1908 erstmals von Bier (1) als „Venenanästhesie" beschrieben und erst seit den 60er Jahren häufiger im Bereich der Kinderchirurgie angewendet.

Im Gegensatz zur Blockade des Plexus axillaris macht die Kombination einer intravenösen Regionalanästhesie zur postoperativen Analgesie mit einer Allgemeinanästhesie wenig Sinn, da der analgetische Effekt bereits wenige Minuten nach dem Öffnen der Manschette verschwindet.

Die Methode eignet sich also eher bei etwas älteren, kooperativen Kindern als alleiniges Anästhesieverfahren.

Indikationen

- operative Eingriffe an Unterarm und Hand bei älteren Kindern ab etwa dem 8.-10. Lebensjahr.

Kontraindikationen

- langdauernde Eingriffe über etwa 60 Minuten,
- bekannte Allergie gegen Lokalanästhetika,
- Epileptiforme Erkrankungen in der Anamnese.

Technik

Die Technik der IVRA umfaßt im wesentlichen folgende Schritte:

1. Legen einer Venenverweilkanüle am Handrücken der zu operierenden Extremität und auf der Gegenseite.
2. Exsanguination der Extremität und Anbringen der Doppelmanschette am proximalen Teil der Extremität.
3. Nach Herstellen der Blutsperre (Aufblasen des proximalen Teils der Doppelmanschette) langsame Injektion des errechneten Volumens an Lokalanästhetikum.
4. Nach Eintreten der Analgesie in der Extremität den distalen Manschettenteil aufblasen, danach den Druck im proximalen Teil vorsichtig ablassen.

Einige Autoren verwenden an Stelle einer Doppelmanschette eine einfache Blutdruckmanschette, da insbesondere bei Kindern durch die kleineren anatomischen Verhältnisse die wirksame Breite einer Doppelmanschette sehr gering ausfällt.

Diese geringe Breite kann, wie aus experimentellen Untersuchungen bekannt ist, zu einem frühzeitigen Abströmen von Lokalanästhetika in den Kreislauf führen, da die Kompressionswirkung auf das venöse System verglichen mit einer breiteren Manschette schlechter ist.

Allerdings kann ein breiteres Tourniquet zu Kompressionsschmerzen im Bereich des Oberarmes führen, da das Gewebe unter der Manschette in aller Regel nicht analgesiert ist.

Verschiedene Meinungen gibt es auch über den zu verwendenden Druck im Tourniquet. Die Angaben reichen hier von „sicher über dem systolischen Blutdruck" bis zu dem doppelten RR systolisch.

Insgesamt sollte der Kompressionsdruck mindestens 50 mmHg, besser 100 mmHg über dem systolischen Blutdruck liegen, um auch bei Blutdruckschwankungen nach oben (Aufregung, Beginn der Operation) einen Sicherheitsspielraum zu haben.

Dosierung

Lidocain	0,5 %	bis 3 mg/kg KG	entspricht jeweils 0,6 ml/kg KG
Mepivacain	0,5 %	bis 3 mg/kg KG	
Prilocain	0,5 %	bis 3 mg/kg KG	

Bei diesen Dosierungsangaben ist die Höchstgrenze des jeweiligen Lokalanästhetikums nicht vollends ausgeschöpft, da ein Teil der applizierten Menge nach Manschettenöffnung direkt ins Gefäßsystem abströmt. Hierbei scheint bei der Vermeidung zu hoher arterieller Blutspiegel die Lunge als Zwischenspeicher (mit verzögerter Freisetzung der Substanzen) eine Rolle zu spielen.

Komplikationen

Die Hauptgefahr ist die zu frühe oder versehentliche Öffnung des Tourniquets, die zu einer akuten massiven Intoxikation mit zentralnervösen und kardiovaskulären Nebenwirkungen führen kann.

Obwohl es Berichte gibt (6), wo bereits im Gefolge sehr kurzer Eingriffe von wenigen Minuten die Manschette ohne Auftreten von Komplikationen geöffnet wurde, sind die meisten Autoren der Meinung, daß wenigstens ein Zeitraum von 20 bis 30 Minuten abgewartet werden sollte, um toxische Nebenwirkungen zu vermeiden.

Die besten Bedingungen zur Vermeidung einer Tourniquetleckage wurden von Grice (7) nach klinischen und experimentellen Untersuchungen wie folgt angegeben:

- möglichst vollständige Exsanguination der Extremität,
- Tourniquetdruck 300 mmHg,
  bei Kindern 200 - 250 mmHg,

– langsame Injektion (über etwa 90 Sekunden) der errechneten Menge des Lokalanästhetikums in eine möglichst peripher gelegene Vene.

Peniswurzelblock

Der Penisblock oder Peniswurzelblock eignet sich als Verfahren der Regionalanästhesie für Eingriffe an den distalen 2/3 des Penis.

Während beim Erwachsenen eine Circumcision oder beispielsweise die Abtragung von Condylomen durchaus mit alleiniger Peniswurzelblockade durchgeführt werden können, wird bei Kleinkindern oder Kindern der Peniswurzelblock mit einer Allgemeinanästhesie kombiniert.

Für die Kombination Peniswurzelblock/Allgemeinanästhesie sprechen die Möglichkeit einer flachen Narkose bei stabiler Herzfrequenz und stabilem Blutdruck (9) sowie eine gute postoperative Analgesie für mehrere Stunden (Abb. 2).

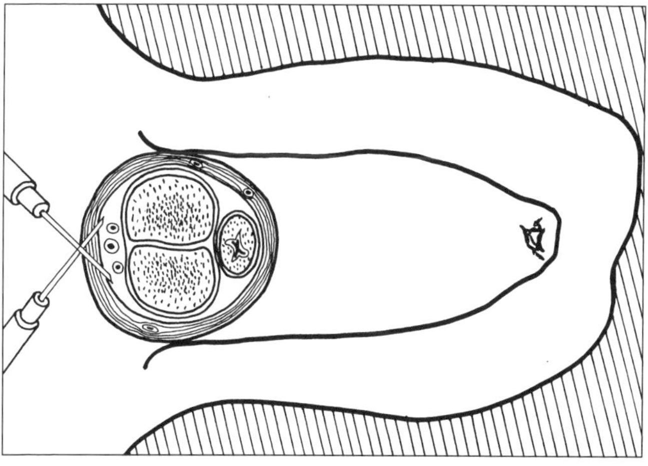

Abb. 2 Schematische Darstellung zum Peniswurzelbock

Anatomie

Das Prinzip des Peniswurzelblocks besteht in einer Leitungsblockade der Nn. dorsales penis, die als Endäste aus dem Nervus pudendus (S2 - S4) hervorgehen.

Sie treten unterhalb der Symphyse auf die Dorsalseite des Penis und innervieren mit mehreren Ästen die distalen 2/3 des Penis, während das proximale Drittel auch von Ästen der Nn. ilioinguinalis und genitofemoralis innerviert wird und somit durch einen Penisblock nicht sicher anästhesiert werden kann.

Eine wichtige anatomische Leitstruktur ist die Fascia profunda penis (Buck'sche Faszie), die das Corpus cavernosum, das Corpus spongiosum, die Nn. dorsales, die Aa. dorsales und die Vena dorsalis penis umschließt.

Technik des Penisblocks

Die klassische Technik des Penisblocks besteht in einer beidseitigen Injektion von Regionalanästhetika caudal der Symphyse und unter die Buck'sche Faszie zur Blockade der Nn. dorsales, bei kleinen Kindern wurde auch häufig eine einzige Injektion in der Mittellinie durchgeführt.

Als unerwünschte Nebenwirkung kann es dabei zu einer intravasalen Injektion, zu einer ausgeprägten Hämatombildung (Verletzung der Arterie) oder einer Schädigung der Nerven kommen.

Aufgrund dieser Probleme wurde eine zweite Technik entwickelt, bei der das Regionalanästhetikums subcutan injiziert wird und somit die Faszie nicht mehr durchstochen werden mußte. In mehreren Studien ließ sich die Wirksamkeit dieser Technik bei leicht verlängerter Anschlagzeit (Diffusionszeit des Regionalanästhetikums durch die Faszie) nachweisen. Die Qualität der postoperativen Analgesie wurde dadurch nicht verändert.

Da die Nervenäste zur Versorgung der Penisunterseite im Bereich der Peniswurzel nach ventral ziehen, empfiehlt sich das Anbringen eines ringförmigen subkutanen Walles an der Peniswurzel.

Lokalanästhetikum und Dosierung

Als Lokalanästhetikum empfiehlt sich entweder Bupivacain 0,25 % – 0,375 % (vereinzelt wird auch 0,5 % iges verwendet) oder Prilocain 1 %.

Die Volumina werden üblicherweise mit 0,2ml/kg KG festgelegt, wobei 2/3 der Menge an der Oberseite und 1/3 an der Penisunterseite appliziert werden.

Von essentieller Bedeutung ist, daß Lokalanästhetika ohne Vasokonstriktor verwendet werden, da die Gefäße Endarterien darstellen und somit die Gefahr von Gewebsnekrosen gegeben ist.

Die postoperative Analgesie beträgt bei der Verwendung von Prilocain etwa 4 h, bei Bupivacain wird eine Schmerzfreiheit von 6 - 8 h erreicht.

Der Peniswurzelblock sollte nur in Absprache mit dem Operateur angewendet werden, da sich insbesondere bei Säuglingen oder Kleinkindern die anatomischen Verhältnisse durch die Applikation des Lokalanästhetikums verändern können.

N. femoralis-Block / 3-in-1-Block

Der 3-in-1-Block umfaßt die Blockade des
- N. femoralis (aus L2 - L4), des
- N. cutaneus femoris lateralis (aus L2 und L3), sowie des
- N. obturatorius (aus L2 - L4)

von einer einzigen Injektionsstelle aus und wurde 1973 von Winnie (11) erstmalig beschrieben.

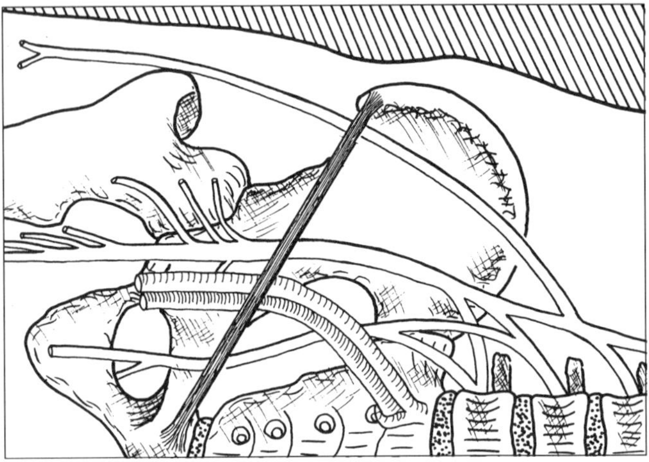

Abb. 3 Schematische Darstellung der Anatomie zum 3-in-1-Block

Der Effekt besteht in einer Analgesie im Bereich des vorderen und lateralen Oberschenkels, außerdem in einer motorischen Blockade des M. quadriceps und der Mm. adductorii.

Indikation

Der 3-in-1-Block kann zur Wundversorgung oder bei kleineren Operationen im Bereich des vorderen Oberschenkels eingesetzt werden. Eine weitere Indikation ist die Schmerztherapie bei der Fraktur des Femurschaftes, bei der außerdem die Ausschaltung des Zuges von Quadriceps und Adduktoren von Vorteil ist.

Für eine Operation ist im Kindesalter üblicherweise eine zusätzliche Allgemeinanästhesie nötig, wobei durch den Block eine langanhaltende postoperative Analgesie erzielt werden kann (evtl. kontinuierlicher 3-in-1-Block über Katheterverfahren).

Technik

Die anatomischen Orientierungspunkte sind das Ligamentum inguinale und die Arteria femoralis. Lateral der im Kindesalter meist gut tastbaren Arterie verläuft der N. femoralis, der für das mit Nervenstimulator durchgeführte Verfahren der Zielnerv ist.

Die günstigste Punktionsstelle liegt beim Kind etwa 0,5-1 cm lateral der Arterie und etwa 1 cm unter dem Leistenband. Die Stichrichtung der kurzgeschliffenen, stumpfen Nadel ist unter fortgesetzter Nervenstimulation leicht nach kranial gerichtet. Motorische Antwort im Bereich des Quadriceps (evtl. auch der Adduktoren) bei geringer Stromstärke zeigt die richtige Position an, worauf das Lokalanästhetikum über die immobile Nadel injiziert wird. Während und nach der Injektion sollte etwas distal der Punktionsstelle mit der freien Hand komprimiert werden, um eine möglichst proximale Ausbreitung des Lokalanästhetikums zu erreichen.

Lokalanästhetika und Dosierung

Als Lokalanästhetika können Bupivacain 0,25 %-0,375 % oder Prilocain 1 % jeweils mit Vasokonstriktor unter strikter Beachtung der Höchstdosen eingesetzt werden.

Bei Verwendung von Bupivacain kann es günstiger sein, eher die niedrigere Konzentration und dafür ein höheres Volumen zu wählen, insbesondere, wenn der Block für die postoperative Analgesie eingesetzt werden soll.

Die Dosierungsempfehlungen lauten:

unter 20 kg KG	1 ml/kg KG
20 – 29 kg KG	20 – 25 ml
30 – 45 kg KG	25 – 30 ml
über 45 kg KG	30 – 35 ml (Erwachsenendosierung)

wobei die Höchstdosen eingehalten werden sollten.

In fast allen Fällen wird man bei diesem Verfahren eine sensible und motorische Blockade des N. femoralis erreichen, während der Blockadeerfolg der beiden anderen Nerven (N. cutaneus femoris lateralis und N. obturatorius) nur in 30-70% der Fälle erzielt wird. Beide Nerven lassen sich erforderlichenfalls auch als Einzelverfahren selektiv blockieren.

Die beschriebenen Methoden sind eine wertvolle Bereicherung des anästhesiologischen Spektrums im Bereich der Kinderanästhesie und tragen bei Beachtung der für sie geltenden Regeln zur intraoperativen Sicherheit und zum postoperativen Wohlbefinden unserer kleinen Patienten maßgeblich bei.

Literatur:

(1) Bier A, 1908
Ueber einen neuen Weg der Lokalanaesthesia an den Gliedmaßen zu erzeugen
Arch Klin Chir 86: 1007-1016

(2) Campbell RJ, Ilett KF, Dusci L, 1986
Plasma bupivacaine concentrations after axillary blocks in children
Anaesth Intensive Care 14: 343-346

(3) Dalens B, 1989
Regional anesthesia in children
Anesthesia and Analgesia 68: 654-672

(4) Eriksson E, 1980
Atlas der Lokalanaesthesie, 2. Auflage
Springer-Verlag, Berlin, Heidelberg, New York

(5) Farr RE, 1920
Local anesthesia in infancy and childhood
Arch Pediatr 37: 381-383

(6) Fitzgerald B, 1976
Intravenous regional anesthesia in children
British Journal of Anaesthesia 48: 485-486

(7) Grice SC, 1986
Intravenous regional anesthesia: evaluation and prevention of leakage under the tourniquet
Anesthesiology 65: 316-320

(8) Hirschel G, 1911
Anesthesia of the brachial plexus for operations of the upper extremity
MMW 58: 1555-1556

(9) Maxwell LG, Yaster M et al., 1987
Penile block for newborn circumcision
Obstetr Gynecol 70: 415-419

(10) Winnie AP, 1970
Interscalene brachial plexus block
Anesthesia and Analgesia 49: 455

(11) Winnie AP et al., 1973
The inguinal perivascular technique of lumbar plexus block anesthesia: The 3 in 1 block
Anesthesia and Analgesia 52: 989

Regionale, spinale Applikation von Opioiden bei Kindern?

J. Jage

1. Analgesie

Die systemische Gabe eines hochpotenten Opioids, d. h. die intravenöse, subkutane oder intramuskuläre Applikation, ist der zumeist gewählte Verabreichungsweg bei Erwachsenen. Diese Analgesieform wird bei Kindern noch zurückhaltender angewendet als bei Erwachsenen, obwohl es seit langem bekannt ist, daß auch Kinder in der postoperativen Phase unzureichend mit Analgetika versorgt werden (26). Möglicherweise hat das eine Ursache darin, daß es bisher zuwenig systematische Untersuchungen über analgetisch effektive Dosierungen, Verabreichungswege und die Korrelation zu Nebenwirkungen bei Kindern gibt.

Die altersbedingten Variationen machen diesen Sektor besonders unübersichtlich, die Risiken von Nebenwirkungen erscheinen daher dem Anwender ungerechtfertigt hoch (22).

Insofern ist es nicht überraschend, daß es auch zur Pharmakokinetik und Pharmakodynamik rückenmarksnah verabreichter Opioide bei Kindern Wissenslücken gibt. Dieser Verabreichungsweg, d. h. die epidurale bzw. intrathekale Verabreichung eines Opioides ist zweifellos von hoher analgetischer Effektivität.

Infolge der Bindung an die Opioidrezeptoren der Substantia gelatinosa des Rückenmarkshinterhorns resultiert eine intensive Analgesie ohne die sympathikolytischen oder motorisch blockierenden Eigenschaften der Lokalanästhetika, auch im Sinne der präventiven Antinozizeption (1, 10). Durch

Morphin, das intraoperativ als epidurale bzw. kaudale Injektion gegeben wird, kann eine fast völlige Schmerzfreiheit erreicht werden, die bis 24 Stunden (20), in Einzelfällen bis 36 Stunden anhält (17).

Diese Befunde stellen eine Analogie zu denen beim Erwachsenen dar (9), die zeitliche Ausdehnung scheint bei Kindern eher länger zu sein.

Möglicherweise ist das Schmerzgedächtnis bei Kindern noch weniger ausgeprägt als bei Erwachsenen (19). Es ist immer wieder erstaunlich zu sehen, daß jegliche Form einer noch intraoperativ erzeugten Analgesie, sei es mit einem Lokalanästhetikum oder einem Opioid die postoperative Schmerzsituation bei Kindern stärker und länger anhaltend dämpft als bei Erwachsenen.

Die klinisch-experimentelle Literatur zur spinalen Opioidgabe bei Kindern zeigt erstaunlich große Unterschiede in der Wahl der Dosis. Sie beziehen sich in den meisten Fällen auf die Anwendung von Morphin, neuerdings kommen auch Arbeiten mit Fentanyl, Sufentanil und Buprenorphin hinzu (Tabelle 1).

Die primäre Auswahl des Morphins läßt sich damit begründen, daß das hydrophile Morphin eine niedrige Liquorclearance hat und lange an den spinalen Opioidrezeptoren bindet (9). Entsprechend genügt die einmalige Injektion von Morphin, um den Kindern eine komfortable, schmerzfreie Phase nach einer Operation im rektalen, urogenitalen, abdominalen, auch im thorakalen Bereich zu ermöglichen.

Lipophile Opioide wie Fentanyl oder Sufentanil sind aufgrund ihres hohen nichtionisierten Basenanteils rasch diffusibel. Sie verteilen sich schnell im Blutkreislauf und unterliegen dort der Elimination. Ihre Liquorclearance ist gegenüber der des Morphins größer, sie binden in den Strukturen des Rückenmarkshinterhorns kürzer.

INTRATHEKAL			
Jones 1984	1 – 17 Jahre	i.t. Mo	20 – 30 µg/kg KG
Stasic 1992	2 – 16 Jahre	i.t. Mo	10 – 25 µg/kg KG
KAUDAL			
Krane 1987	1 – 16 Jahre	kaudal Mo	100 µg/kg KG
Jensen 1981	2 – 11 Jahre	kaudal Mo	100 µg/kg KG
Krane 1988	1 – 7 Jahre	kaudal Mo	33 – 100 µg/kg KG
Valley 1991	1 Tag – 16 Jahre	kaudal Mo	70 µg/kg KG
Rosen 1989	2 – 12 Jahre	kaudal Mo	75 µg/kg KG
Wolf 1991	1 – 14 Jahre	kaudal Mo	50 µg/kg KG + Bupi 0,25 % (1,875 mg/kg KG)
Serlin 1991	2 Mon. – 15 Jahre	kaudal Mo	60 µg/kg KG
Girotra 1990	1 – 11 Jahre	kaudal Bupre	4 µg/kg KG + Bupi 0,25 % (1,25 mg/kg KG)
Campbell 1991	1 – 10 Jahre	kaudal Fe	1 µg/kg KG + Bupi 0,125 % (1 ml/kg KG)
PERIDURAL			
Attia 1986	2 – 15 Jahre	peridural Mo	50 µg/kg KG
Dalens 1986	2 Tage – 7 Jahre	peridural Mo	50 µg/kg KG
Lejus 1991	6 Mon. – 16 Jahre	peridural Mo peridural Fe als Bolus	75 µg/kg KG +2 µg/kg KG +5 µg/kg KG/24 Std.
Taylor 1991	3 – 170 Mon.	peridural Mo	30 µg/kg KG Bolus, 3 µg/kg KG/Std.
Rasch 1990	2 Tage – 18 Mon.	peridural Mo (kaud. Zugang) peridural Fe	50 µg/kg KG 1 µg/kg KG als Bolus +1 µg/kg KG/Std. (10 µg/ml)
Benlabed 1987	4 – 12 Jahre	peridural Sufe	0,75 µg/kg KG
Berde 1990	2 Mon. – 15 Jahre	peridutal Fe	Infusion (0,43 – 0,55 ml/kg KG/Std.) von Bupi 0,06 % + Fe 1 µg/ml oder Bupi 0,125 % oder Fe 2 µg/ml

Abkürzungen:
Mo = Morphin; Sufe = Sufentanil; Fe = Fentanyl; Bupi = Bupivacain;
Bupre = Buprenorphin; i. t. = intrathekal

Tab. 1 Spinale Opioidtherapie (intrathekal, kaudal und epidural) bei Kindern mit Angabe des Lebensalters (Auswahl von Literaturbefunden)

Sie wirken daher nur 2 - 4 Stunden analgetisch. Kontinuierliche Infusionsverfahren können dieses Wirkungsdefizit auffangen (7).

Offenbar ist für die spinale Opioidwirkung die regionale Konzentration im Liquor bzw. im Hinterhorn wichtiger als die Konzentration im Blutplasma (25). Die Wirkung eines spinal verabreichten Opioids erklärt sich aus einer prä- und postsynaptischen, die Nozizeption hemmenden Wirkung auf die neuronale Umschaltung der primären Afferenz, hier insbesondere der C-Fasern (9).

Die klinisch gebräuchlichen Verabreichungswege bei Kindern sind der technisch einfache kaudale Weg, der epidurale und selten der intrathekale (4, 24, 40).

Wie aus der Tabelle 1 hervorgeht, schwanken die Dosisangaben zur spinalen Morphinanwendung von 30 - 100 µg/kg KG. Im Mittel kann man eine intrathekale Dosis von 20 - 30 µg/kg KG und eine kaudale/epidurale Dosis von 30 - 50 µg/kg KG angeben. Die in einer älteren Untersuchung epidural verabreichten 100 µg/kg KG Morphin (17, 20) entsprächen einer Erwachsenendosis von 7 mg bei 70 kg KG, die nach unseren heutigen Erkenntnissen zu hoch sind (39).

Vergleicht man die mittleren epiduralen Dosierungen von 30 - 50 µg/kg KG mit Dosis-Wirkungsstudien an Erwachsenen, so sind dies etwa gleiche Dosierungen. Die angewendeten intrathekalen Dosierungen von 10 - 30 µg/ kg KG sind hingegen gegenüber empfohlenen Dosierungen bei Erwachsenen zu hoch (Tabelle 2).

	Kinder	Erwachsene
Intrathekal	20 – 30 µg/kg KG*	0,6 – 1,7 µg/kg KG = 0,06 – 0,12 mg
Epidural / Kaudal	30 – 50 µg/kg KG	28 – 57 µg/kg KG = 2 – 4 mg
* kritische Anmerkungen siehe Text		

Tab. 2 Spinale Morphindosis für Kinder und Erwachsene (nach Tab. 1 und Yamaguchi 1991)

Interessant sind erste Hinweise, daß bei Kindern auch die kontinuierliche epidurale Fentanylverabreichung – gemeinsam mit Bupivacain – sowie die Bolusgabe des partiellen Agonisten/Antagonisten Buprenorphin ein günstiges Wirkungsprofil zeigen (7, 15). Auch die kombinierte Infusion von Morphin mit Bupivacain wurde beschrieben (37, 38). Es mag dahingestellt bleiben, welche Vor- und Nachteile eine epidurale Dauerinfusion von Morphin bringen kann.

2. Nebenwirkungen

Man muß während der Anwendung eines spinal verabreichten Opioids bei Kindern an die gleichen Nebenwirkungen und deren Zeitverlauf denken, wie bei Erwachsenen. In gleicher Weise müssen – wie bei jeder Schmerztherapie – die perioperativen Änderungen des Allgemeinzustandes berücksichtigt werden, entsprechend muß für Überwachungsmodalitäten gesorgt werden. Dazu gehören neben der Kreislauf insbesondere die Atmungsüberwachung für mindestens 24 Stunden (5, 27) einschließlich der Pulsoxymetrie.

Es gibt keinen Hinweis, daß Kinder oberhalb des 1. Lebensjahres stärker oder schwächer auf ein spinal verabreichtes Opioid reagieren als Erwachsene. Bei Kindern unter einem Jahr scheint dies anders zu sein (36). Bei Kindern unter 6 Monaten wurden auch ohne Wirkung eines Opioids, aber unter Halothan, deutliche Einschränkungen der CO_2-stimulierten Atemantwort festgestellt (28).

Der Zeitablauf muß insofern bedacht werden, als eine Atemdepression bis zu 22 Stunden nach der Morphingabe experimentell nachweisbar ist (36). Kasuistiken belegen das Auftreten einer verzögerten Atemdepression nach 12 und ehr Stunden nach der spinalen Morphingabe bei Kindern wie bei Erwachsenen, die bedrohliche Ausmaße annehmen kann (9, 12).

Häufiger handelt es sich allerdings nur um den Nachweis einer klinisch irrelevanten Rechtsverschiebung der Atemantwortkurve (5).

Die lipophilen Opioide führen selten zu einer perakuten, d.h nur etwa 1-2 Stunden nach der Verabreichung auftretenden Atemdepression. Diese Zeit ist aus organisatorischen Gründen eher zu überwachen, als die verzögerte Atemdepression des Morphins.

In einer Untersuchung, bei der eine kaudale Morphininjektion von 70 µg/kg KG erfolgte, traten Zeichen von Atemdepression bis 22 Stunden danach auf. Sie umfaßten Apnoephasen, periodische Atmung und teils mit Sedierung verbundene kritische Verminderungen der arteriellen Sauerstoffsättigung. Der Zusammenhang zwischen dieser Nebenwirkung und einem Körpergewicht unter 9 kg und einem Lebensalter unter 1 Jahr war hochsignifikant (36) (Tabelle 3).

Die Wahl des verwendeten Opioids sollte daher nicht allein durch die analgetische Effektivität bestimmt sein, sie ist zweifelsohne beim Morphin am höchsten. Vielmehr muß an potentielle, glücklicherweise sehr selten auftretende Nebenwirkungen und deren Risiken gedacht werden.

So scheint die kontinuierliche epidurale Gabe des hochlipophilen Fentanyls in niedrigen Dosierungen günstig zu sein. Sie ist aufgrund der raschen Diffusibilität besser steuerbar als mit Morphin und daher zur aktuellen analgetischen Titration gut geeignet. Die Kombination mit einem Lokalanästhetikum

	Alter	Gewicht	Zusätzliche intraoperative Gabe eines Opiates
Keine Atemdepression (91 %)	2,3 ± 3,21	11,7 ± 10,1	60
Atemdepression (9 %)	0,87 ± 2,06	5,4 ± 3,3	45

Tab. 3 Respiratorische Nebenwirkung der spinalen Opioidverabreichung am Beispiel der kaudalen Gabe von 70 µg Morphin/kg KG (n = 138) (36) (Angabe in Prozent)

wie Bupivacain bietet sich an, um die Fentanyldosis reduzieren und dennoch die analgetische Effektivität erhalten zu können (7, 16).

Es konnte nachgewiesen werden, daß die epidurale Gabe eines Morphinbolus bei 60 % der Kinder Erbrechen und bei 33 % Juckreiz verursachte. Der Anteil dieser Nebenwirkungen war während der epiduralen Fentanylinfusion auf 20 % Erbrechen und auf fehlendes Hautjucken reduziert (23).

Diese Befunde stimmen nachdenklich, belegen sie doch, daß die optimale Analgesie mit Morphin nur die eine Seite des Therapieziels betrifft. Die andere Seite sollte auf das Geringhalten oder Vermeiden von Nebenwirkungen ausgerichtet sein, d.h. auf Dosisreduktion des Opioids und kontinuierliche Analgesieverfahren. Dadurch stellt sich möglicherweise eine geringere analgetische Effektivität des Opioids ein, die aber unkompliziert durch Nachinjektionen, z.B. in den implantierten Epiduralkatheter, oder durch die Kombination mit einem systemisch verabreichten antipyretischen Analgetikum supplementiert werden kann. Was nutzt eine gute Analgesie, wenn sie mit häufigeren oder potentiell riskanten Nebenwirkungen verbunden ist (3).

Tierexperimentelle Befunde belegen in diesem Sinne eindrucksvoll, daß geringe spinale Dosierungen von Morphin sowie eines Lokalanästhetikums wie Lidocain oder Bupivacain keine Antinozizeption hervorbrachten. Erst die simultane Verabreichung der zuvor wirkungslosen Dosierungen des Opioids und des Lokalanästhetikums waren deutlich antinozizeptiv (2, 14, 35).

Störungen der Blasenentleerung treten im Zusammenhang mit der rückenmarksnahen Anästhesie und Analgesie auf, nicht nur im Zusammenhang mit einem spinal verabreichten Opioid (13) (Tabelle 4).

Es muß auf diese – unter einem Opiod allerdings häufigere – Nebenwirkung geachtet werden. Gegebenenfalls ist

Effekt	Prozentuale Häufigkeit
Sedierung	3,6
Übelkeit, Erbrechen	7,7
Harnretention	50
Hautjucken	3,1

Tab. 4 Nichtrespiratorische Nebenwirkungen der spinalen Opioidverabreichung am Beispiel der kaudalen Gabe von 70 µg Morphin/kg KG (n = 138) (Valley 1991)

die Harnblase zu katheterisieren. Dadurch können sich Einschränkungen der spinalen Analgesie ergeben.

Übelkeit, Erbrechen und Juckreiz werden symptomatisch mit Antiemetika und Neuroleptika, bzw. mit einem Antihistaminikum behandelt.

Der Juckreiz durch Morphin kann so quälend werden, daß das Opioid nicht mehr weiter gegeben werden sollte. Die intravenöse Infusion von Naloxon in einer Dosis von 5 µg/kg KG/Stunde kann angewendet werden, ohne daß sich hierdurch die Analgesie vermindert (30).

Zusammenfassung

Die spinale Gabe eines Opioides ist analgetisch hochwirksam. Opioide können darüber hinaus zur Schmerzprävention beitragen und das Auftreten postoperativer Schmerzen stark verzögern.

Das gilt besonders für epidural bzw. kaudal oder intrathekal verabreichtes Morphin. Die analgetische Effektivität der lipophilen Opioide wie Fentanyl ist geringer. Sie hält kürzer an, Nachinjektionsmöglichkeiten über Katheter müssen vorhanden sein.

Andererseits sind die typischen Opioidnebenwirkungen wie Atemdepression, Übelkeit, Erbrechen, Sedierung, Harnverhalt, Juckreiz abzuwägen. Das gilt vor allem für das hydrophile Morphin, weniger ausgeprägt für lipophile Opioide.

Es scheint, daß kontinuierliche Verabreichungsverfahren mittels der epiduralen Infusion lipophiler Opioide das Nebenwirkungsrisiko mindern. Ebenso deutet sich neben der experimentellen auch in der klinischen Praxis an, daß die simultane Gabe eines Lokalanästhetikums mit einem Opioid analgetisch synergistisch wirken und dadurch Dosiseinsparungen beider Medikamente möglich werden können.

Überwachungskriterien müssen auf die potentiellen Risiken der Opioidgabe ausgerichtet sein, für die Morphinanwendung für etwa 24 Stunden nach der letzten Verabreichung. Untersuchungen zu den lipophilen Opioiden fehlen bisher.

Kinder unter 1 Jahr und unter etwa 10 kg KG, auch Kinder mit Störungen des Allgemeinzustandes, bekommen wahrscheinlich eher und stärkere Nebenwirkungen als gesunde, höhergewichtige und ältere Kinder.

Die spinale Opioidgabe bei Kindern hat sich bisher mehr in anderen Ländern durchgesetzt. Man sollte auf die günstige und für das Kind komfortable Analgesie nicht verzichten und bei Abklärung vorhandener organisatorischer Möglichkeiten Opioide häufiger anwenden.

Literatur:

(1) Abram SE, Yaksh TL, 1993
Morphine, but not inhalation anesthesia, blocks post-injury facilitation
Anesthesiology 78: 713-721

(2) Akerman B, Arweström E, Post C, 1988
Local anesthetics potentiate spinal morphine antinociception
Anesth Analg 67: 943-948

(3) Andropoulos DB, Rowe RW, Heard MB, 1992
Epidural versus iv morphine for postoperative pain relief in children
Anesth Analg 74: 9

(4) Armitage EN, 1986
Local anaesthetic techniques for prevention of postoperative pain
Br J Anaesth 68: 790-800

(5) Attia J, Ecoffey C, Sandouk P, Gross JB, Samii K, 1986
Epidural morphine in children: Pharmacokinetics and CO_2 sensitivity
Anesthesiology 65: 590-594

(6) Benlabed M, Ecoffey C, Levron J-C, Flaisler B, Gross JB, 1987
Analgesia and ventilatory response to CO_2 following epidural sufentanil in children
Anesthesiology 67: 948-951

(7) Berde CB, Sethna NF, Yemen TA, Pullerits J, Miler V, 1990
Continous epidural bupivacaine-fentanyl infusions in children following urethral reimplantation
Anesthesiology 73: A1128

(8) Campbell F, Yentis SM, Fear D, 1991
Caudal fentanyl-bupivacaine for analgesia in children
Anesthesiology 75: A939

(9) Cousins MJ, Cherry DA, Gourlay GK, 1988
Acute and chronic pain: Use of spinal opioids
In: Cousins MJ, Bridenbaugh PO (eds) Neural blockade in clinical anesthesia and management of pain. JB Lippincott Comp Philadelphia London New York 2nd edition: 955-1029

(10) Dahl JB, Rosenberg J, Dirkes WE, Mogensen T, Kehlet H, 1990
Prevention of postoperative pain by balanced analgesia
Br J Anaesth 64: 518-620

(11) Dalens B, Tanguy A, Haberer J-P, 1986
Lumbar epidural anesthesia for operative and postoperative pain relief in infants and young children
Anesth Analg 65: 1069-1973

(12) Etches RC, Sandler AN, Daley MD, 1989
Respiratory depression and spinal opioids
Can J Anaesth 36: 165-185

(13) Fisher QA, McComiskey CM, Hill JL, Spurrier EA, Voigt RE, Savarese AM, Beaver BL, Boltz MG, 1993
Postoperative voiding interval and duration of analgesia following peripheral or caudal nerve blocks in children
Anesth Analg 76: 173-177

(14) Fraser HM, Chapman V, Dickenson AH, 1992
Spinal local anaesthetic actions on afferent evoked responses and wind-up of nociceptive neurones in the rat spinal cord: combination with morphine produces marked potentiation of antinociception
Pain 49: 33-41

(15) Girotra S, Kumar S, Rajendran KM, 1990
Postoperative analgesia in children who have genito-urinary surgery A comparison between caudal buprenorphine and bupivacaine
Anaesthesia 45: 406-408

(16) Jage J, Paul J, Kray P, Heinrichs W, Dick W, Krämer I, 1993
Efficacy of continous epidural infusion of a high-diluted bupivacaine-fentanylmixture for postoperative pain relief: A follow-up of 40 patients with radical prostatectomy (abstract)
Pain 52 (Suppl), in press

(17) Jensen BH, 1981
Caudal block for post-operative pain relief in children after genital operations. A comparison between bupivacaine and morphine
Acta Anaesthesiol Scand 25: 373-375

(18) Jones SEF, Beasley JM, MacFarlane DWR, Davis JM, Hall-Davies G, 1984
Intrathecal morphine for postoperative pain relief in children
Br J Anesth 56: 137-140

(19) Katz J, Melzack R, 1990
Pain „memories" in phantom limb: reviews and clinical observations
Pain 43: 319-336

(20) Krane EJ, Jacobson LE, Tyler DC, 1988
Caudal epidural morphine in children: A comparison of three doses
Anesthesiology 69: A763

(21) Krane EJ, Jacobson LE, Lynn AM, Parrot C, Tyler DC, 1987
Caudal morphine for postoperative analgesia in children: a comparison with caudal bupivacaine and intravenous morphine
Anesth Analg 66: 647-653

(22) Lehmann KA, 1990
Opiate in der Kinderanaesthesie
Anaesthesist 39: 195-204

(23) Lejus C, Roussiere G, Testa S, Ganansia MF, 1991
Epidural opiates for postoperative pain relief in pediatric patients
Morphine vs. fentanyl
Anesthesiology 75: A941

(24) Lloyd-Thomas AR, 1990
Pain management in pediatric patients
Br J Anaesth 64: 85-104

(25) Lynn A, 1990
Pharmacology of opioid compounds in pediatrics
Adv Pain Res Ther 15: 167-179

(26) Mather L, Mackie J, 1983
The incidence of postoperative pain in children
Pain 15: 271-282

(27) McIlvaine WB, 1990
Spinal opioids for the pediatric patient
J Pain Sympt Management 5: 183-190

(28) Olsson A-K, Lindahl SGE, 1986
Ventilation, dynamic compliance and ventolatory response to CO_2.
Effects of age and body weight in infants and children
Anesthesia 4: 229-236

(29) Rash DK, Webster DE, Pollard TG, Gurkowski A, 1990
Lumbar and thoracic epidural analgesia via the caudal approach
for postoperative pain relief in infants and children
Can J Anaesth 37: 359-362

(30) Rawal N, Schött U, Tandon B, Dahlström B, Inturrisi C, Sjöstrand U,
Wennhager M, 1986
Influence of i.v. naloxone infusion on analgesia and untoward
effects of epidural morphine
Anesthesiology 64: 194-201

(31) Rosen KR, Rosen DA, 1989
Caudal epidural morphine for control of pain following open heart
surgery in children
Anesthesiology 70: 418-421

(32) Serlin S, 1991
Single-dose caudal epidural morphine in children: safe, effective, and easy
J Clin Anesth 3: 386-390

(33) Stasic A, Davis R, Chapple I, Rawl J, Meisner G, Bowe EA, 1992
Opioid administration via intrathecalcatheter for children undergoing spinal fusion
Anesth Analg 74: 306

(34) Taylor G, Boswell MV, 1991
Continous epidural infusion of low dose morphine for postoperative analgesia in children
Anesthesiology 75: A937

(35) Tejwani GA, Rattan AK, McDonald JS, 1992
Role of spinal opioid receptors in the antinociceptive interactions between intrathecal morphine and bupivacaine
Anesth Analg 74: 726-734

(36) Valley RD, Bailey AG, 1991
Caudal morphine for postoperative analgesia in infants and children: a report of 138 cases
Anesth Analg 72: 120-124

(37) Wolf AR, Hughes D, Wade A, Mather SJ, Prys-Roberts C, 1990
Postoperative analgesia after pediatric orchidopexy: evaluation of a bupivacaine-morphine mixture
Br J Anaesth 64: 430-435

(38) Wolf AR, Hughes D, Hobbs AJ, Prys-Roberts C, 1991
Combined morphine-bupivacaine caudals for reconstructive penile surgery in children: systemic absorption of morphine and postoperative analgesia
Anaesth Intensive Care 19: 17-21

(39) Yamaguchi H, Watanabe S, Harukuni I, Hamaya Y, 1991
Effective doses of epidural morphine for relief of post-cholecystectomy pain
Anesth Analg 72: 80-83

(40) Yaster M, Maxwell LG, 1989
Pediatric regional anesthesia
Anesthesiology 70: 324-338

Zusammenarbeit mit dem Operateur

W. Dick

Für die Zusammenarbeit zwischen Anästhesiologie einerseits und operativen Disziplinen andererseits gelten Grundsätze, die im wesentlichen von Weissauer entwickelt worden sind und heute als Regeln gelten können (1). Sie basieren auf dem Prinzip des Vertrauensgrundsatzes, der besagt, daß „in einem Team gleich qualifizierter Mediziner jeder für seine eigene Aufgabe verantwortlich ist, keiner ein Weisungsrecht gegenüber dem anderen besitzt, sondern sich lediglich auf seine Fachkompetenz zu beschränken hat".

„Voraussetzung und Folge des medizinischen Fortschritts sei die ärztliche Spezialisierung, die planmäßige Arbeitsteilung zwischen den Spezialisten und ihre interdisziplinäre Kooperation zum Wohle des Patienten".

Unter der Überschrift „Wechselseitige Rücksichtnahme bei Methodenfreiheit" führt Weissauer weiter aus: „Der Anästhesist trägt die ärztliche und rechtliche Verantwortung für das Betäubungsverfahren. Dies setzt voraus, daß die Entscheidung über die anästhesiologische Voruntersuchung oder eine etwaige Vorbehandlung, die Wahl des Betäubungsverfahrens, der Anästhetika und der Adjuvantien, die Durchführung der Anästhesie, die Zwischenfallstherapie und die anästhesiologische Nachbehandlung in seiner Hand liegt. Stehen mehrere Anästhesieverfahren zur Wahl – (und darum handelt es sich bei der hier zu diskutierenden Problematik) – so kann sich der Anästhesist im Rahmen der von der Rechtsprechung anerkannten Methodenfreiheit für das Verfahren entscheiden, dem er nach seinen individuellen Erfahrungen den Vorzug gibt. Wegen der Akzessorität des Betäubungsverfahrens steht ihm die Wahl aber nur zwischen den Verfahren offen, die sich voll für den Eingriff und für das vom Operateur beabsichtigte Vorgehen eignen. Erschwert die vom Chirurgen gewählte Operationsmethode dem Anästhesisten die Durchführung des Betäubungsverfahrens oder die Überwachung und Aufrechterhaltung der Vitalfunktionen, so hat er ihn darauf hinzuweisen. Wo eine echte freie Wahl bleibt, sollte sie stets auch unter Rücksichtnahme auf die individuellen Wünsche und Vorstellungen des Partners der Zusammenarbeit getroffen werden. Die einzelnen Behandlungsmaßnahmen müssen deshalb mit besonderer Sorgfalt koordiniert werden.

Unter diesem Aspekt gilt zunächst der Grundsatz, daß immer das Verfahren zu wählen ist, das einerseits die Erfordernisse des operativen Eingriffs in vollem Umfang berücksichtigt, zum anderen dem Patienten den größten Nutzen bzw. den geringsten Schaden bringt".

Da Regionalanästhesieverfahren im Kindesalter ganz überwiegend für die postoperative Analgesie eingesetzt werden, ergibt sich darüber hinaus die Frage, ob die Kombination der Allgemeinanästhesie mit der Regionalanästhesie unter Berücksichtigung des „Kostennutzeneffektes" der einfachen Anwendung eines der beiden Verfahren überlegen ist.

Ebenso wie im Erwachsenenalter ist bisher nicht bewiesen, daß eine effektive postoperative Analgesie ein besseres Outcome nach sich zieht als die bisher geübte in der Regel wenig effektive Praxis. Aus humanitären Gründen gibt es freilich keinen Zweifel daran, daß ebenso wie im Erwachsenenalter eine effektive postoperative Analgesie erforderlich ist. Welches der dafür zur Verfügung stehenden Verfahren am ehesten geeignet ist, ist keineswegs unumstritten. Zum einen besteht die Möglichkeit der systemischen Analgesie mit mehr oder weniger effektiven, aber auch mit mehr oder weniger Nebenwirkungen behafteten Analgetika, die einen unterschiedlich hohen Überwachungsaufwand nach sich ziehen;

auf der anderen Seite stehen meist effektivere Regionalanästhesieverfahren – sei es als einzeitige Peridural- und Kaudalanästhesie am Ende eines operativen Eingriffs, sei es in Form von Katheteranästhesien, die auch an der weiteren Phase genutzt werden können.

Mit dem Operateur muß zunächst geklärt werden, ob dieser an der postoperativen Analgesie interessiert und bereit ist, ein solches Verfahren nicht nur zu akzeptieren, sondern auch mit seinem Pflegepersonal tatkräftig zu unterstützen. Die Anästhesieabteilung ihrerseits muß in der Lage sein, zumindest im Wege des Konsiliums solche Verfahren auf der Station zu betreuen. Die Auswahl muß also, um Weissauer zu zitieren, mit „größter Sorgfalt und unter voller Berücksichtigung der individuellen Umstände des Einzelfalles getroffen werden. Neben den mit dem speziellen Eingriff verbundenen Belastungen müssen aber auch psychische Faktoren wie Ängstlichkeit und Nervosität berücksichtigt werden. Herrscht in der Medizin Streit darüber, welches Maß an Vorsicht nötig ist, um Schäden zu verhüten, sollte der Arzt im allgemeinen die größere Vorsicht beachten. Die Rechtssprechung fordert, daß der Arzt auch an entfernte Verletzungsmöglichkeiten denken und sein Verhalten bei der Behandlung des Patienten hiernach einrichten muß".

Ebenso wie der Patient über Gefahren einer nicht lebensnotwendigen Operation in viel größerem Ausmaß aufzuklären ist als bei einer dringlichen oder gar lebensrettenden Intervention, ist der Aufklärungsaufwand für die zusätzliche Regionalanästhesie hinsichtlich ihrer Indikationen, aber auch ihrer Komplikationen und Kontraindikationen deutlich höher als der für die Allgemeinanästhesie aus direktem operativen Anlaß.

Die Eltern des Kindes werden also nicht nur über die Vorteile der Regionalanästhesie zum Zwecke der postoperativen Analgesie ausführlich zu informieren sein, sondern auch über mögliche Komplikationen und Kontraindikationen. Sie können nur dann rechtswirksam in die zusätzliche Form der Anästhesie/Analgesie einwilligen, wenn sie deren besondere Gefahrenmomente – insbesondere aus der Kombination einer Allgemein- mit einer Regionalanästhesie – kennen. Sind sie unter Abwägung der Vor- und Nachteile der jeweiligen Methode überzeugt von deren Vorteilen, so werden sie informiert ihr Einverständnis geben. Besteht auch nur der geringste Zweifel daran, daß eine Methode ohne zusätzliche Gefahren anwendbar sei, so muß sie voraussichtlich verworfen werden.

Die Überschrift dieses Kapitels – Zusammenarbeit mit dem Operateur – impliziert eine wirkliche Kooperation.

Wie ist die Situation jedoch dann, wenn der Anästhesist das Verfahren gerne praktizieren möchte, die Eltern nicht nur ihre Einwilligung gegeben haben, sondern die Methode angewendet sehen möchten, der Operateur die Regionalanästhesie jedoch ablehnt?

In diesem Falle gilt uneingeschränkt der Vertrauensgrundsatz. „Wer über die Wahl des anästhesiologischen Verfahrens entscheiden will, muß notwendigerweise im Rahmen oder aufgrund der Voruntersuchung die Vor- und Nachteile der einzelnen Verfahren gegeneinander abwägen. So kann es sinnvoll nur dem Fachvertreter abgefordert werden, die während der Durchführung des Eingriffs auftretenden Risiken zu beherrschen, der sie aufgrund der Voruntersuchung kennt und diese spezifischen Risiken mit der Wahl eines bestimmten Verfahrens in Kauf genommen hat".

Letztendlich kann also die o. g. Frage nur dann kompetent entschieden werden, wenn die Belange des operativen Eingriffs dadurch nicht verändert oder gar gestört, sondern zusätzlich günstig beeinflußt werden. Niemals sollten Regionalanästhesieverfahren im Operationsgebiet oder unmittelbar in dessen Nähe angewendet werden, wenn sie auch nur möglicherweise nach Ansicht des Operateurs den Erfolg der

Operation beeinträchtigen würden. In diesen Fällen ist den Bedenken des Operateurs Rechnung zu tragen, um bei etwaigen Komplikationen klare Zuständigkeiten zu gewährleisten.

In den Fällen aber, in denen – das Regionalanästhesieverfahren fernab vom eigentlichen Operationsgebiet angewandt – die Vorteile eindeutig die Nachteile überwiegen, die Eltern des Kindes das Verfahren ausdrücklich wünschen, kann der Anästhesist davon ausgehen, daß er lege artis handelt, wenn er das Verfahren auch gegen den Wunsch des Operateurs anwendet.

Nach Weissauer ist auch eine „Teilung der Verantwortungsbereiche dahingehend abzulehnen, daß der Operateur bei der Zusammenarbeit mit dem Anästhesisten wenigstens darüber entscheiden sollte, ob eine Allgemeinnarkose oder eine Lokalanästhesie auszuführen ist. Diese Prüfung kann nicht dem Operateur obliegen".

Einschränkend muß jedoch auf die Frage zurückgegriffen werden, ob der Operateur, wenn das Kind nach Durchlaufen des Aufwachraumes auf seine Station zurückverlegt wird, das Analgesieverfahren fortgeführt sehen will oder nicht. Auch wenn die Entfernung eines Periduralkatheters unmittelbar nach Aufnahme des Patienten auf die operative Station zu den frustrierendsten Erfahrungen eines Anästhesisten und sicher auch des Patienten gehört, der gerade diesen Katheter gelegt hat, um dem Patienten die Schmerzen ersparen zu können, so ist die Situation durchaus eindeutig. Zwar können sich die Eltern ebenso eindeutig gegen die Entfernung eines solchen Katheters aussprechen; ist jedoch der Operateur nicht in der Lage, die unbedingt nötige postoperative Überwachung und Betreuung des Patienten incl. des Analgesieverfahrens zu übernehmen, so muß er diesen berechtigten oder weniger berechtigten Zweifeln organisatorisch Rechnung tragen und sei es durch Entfernung des Katheters und Unterbindung des weiteren Analgesieverfahrens. Im Hinblick auf diese komplexe Situation empfiehlt es sich daher, bei eindeutiger Ablehnung eines prolongierten Analgesieverfahrens, dessen Betreuung auf der Station des Operateurs notwendig ist, von einer solchen Methode gegen den erklärten Willen des Operateurs abzusehen.

In der Regel wird jedoch jeder vernünftige Operateur die Vorteile einer effektiven postoperativen Analgesie gerade im Kindesalter zu schätzen wissen, erspart ihm diese doch nicht nur lang anhaltende intensive Schmerzäußerungen des Kindes auf der Station, sondern auch Verdrossenheit des Pflegepersonals, Unzufriedenheit der Eltern etc..

Keinesfalls akzeptabel sind ungeklärte Verantwortungsbereiche zwischen Anästhesist und Operateur, wenn das Kind aus der Obhut des Anästhesisten in die Obhut des Operateurs gegeben wird. Klare Regelungen sehen Übergaben an kompetente Personen mit schriftlichen Protokollen und Anweisungen zum Umfang und Ausmaß der Überwachung vor. Ggf. muß das Kind auf eine postoperative Wachstation oder gar eine Intensivüberwachungseinheit verlegt werden. Die Lage eines Katheters oder die Ausbreitung einer Analgesie müssen klar erkennbar sein; in eine Katastrophe münden kann z. B. die späte Erkenntnis, daß ein Epiduralkatheter intraspinal liegt, diese Erkenntnis jedoch erst gewonnen wird, nachdem das Kind bereits auf einer peripheren pädiatrischen Station liegt, die mit der Methode und deren Konsequenzen nicht die geringste Erfahrung hat. Der Anästhesist sollte weitestgehend für die Nachinjektionen, die unmittelbare Überwachung nach der Nachinjektion und die Behebung evtl. Komplikationen verantwortlich bleiben; das Personal der Station muß – adäquat eingewiesen und ausgebildet – für die anschließende Überwachung, vor allem aber für eine frühzeitige und adäquate Information des Operateurs und Anästhesisten Sorge tragen, sobald Abweichungen vom üblichen Verlauf erkennbar werden.

Literatur:

(1) Weißauer W, Opderbecke HW, 1980
Anästhesist und Krankenhaus
Vertragsmuster – Strukturmodelle – Organisationsformen
Perimed Fachbuch Verlagsgesellschaft, Erlangen: 87, 93, 125

W. Dick

Auswahl und Dosierung der Lokalanästhetika

Frage: Welche Injektionsgeschwindigkeit empfehlen Sie bei Epiduralanästhesie, um ein Abströmen des Lokalanästhetikums in Wurzeltaschen zu vermeiden?

Schulte-Steinberg: 1 ml/sek.

Frage: Besteht ein Zusammenhang zwischen der Konzentration des Lokalanästhetikums und der Dauer der Blockade?

Schulte-Steinberg: Die Dauer der Blockade ist nicht vorhersagbar.

Frage: Welche Substanz wird zur Testdosis bevorzugt?

Schulte-Steinberg: Lidocain oder Mepivacain 0,5 - 1 ml je nach Alter des Kindes. Zum Ausschluß einer intravasalen Lage kann Atropin verwandt werden.

Frage: In welcher Höhe liegt der optimale Zugang zum Epiduralraum?

Schulte-Steinberg: Der optimale Zugang für eine Epiduralanästhesie beim Kind liegt bei L5/S1, weil dieser Zwischenraum am größten ist. Außerdem ist S1 so flach, daß sich die Nadel abwinkeln läßt nach kranial, um einen Katheter nach thorakal vorzuschieben (modifizierte Taylormethode von Busoni beschrieben).

Frage: Was halten Sie von Bupivacain 0,25 % plus Prilocain plus Adrenalin zur Plexusanästhesie?

Schulte-Steinberg: Ich halte nichts von Lokalanästhetikamischungen. Man sollte eine Substanz verwenden, die man kennt. Falls weitere Wirkungen erwünscht sind, gibt man ein anderes Anästhetikum nach, z. B. Etidocain zur Muskelentspannung. Lidocain plus Adrenalin führt ebenfalls zu

einer ausgezeichneten motorischen Blockade von kürzerer Wirkdauer.
Frage: Ist die Wirkdauer abhängig von der Konzentration bei der single shot-Injektion?
Jage: In in vitro-Versuchen zeigte sich mit steigender Konzentration eine längere Anästhesiezeit. In der Klinik sind jedoch vermutlich Rückverteilungsphänomene über die Zeit der Operation entscheidend für die postoperative Analgesie.
Schulte-Steinberg: Etidocain soll nur am Anfang der Operation gegeben werden, da es sehr lange wirkt. Zur kontinuierlichen Epidural- oder Spinalanästhesie sollten außerdem nur isobare Lösungen genommen werden. In Amerika wurden bei der Verwendung von hyperbaren Lösungen häufiger Cauda equina-Syndrome beobachtet.

Pharmakologie

Frage: Ist eine postanästhetische Überwachung nach Regionalanästhesie mit Lokalanästhetikum von 12 Stunden erforderlich?
Sack: Mir liegt eine Kasuistik vor, die eine Atemdepression nach Spinalanästhesie mit Lokalanästhetikum beschreibt.
Viguier-Loewe: Bei der Kasuistik handelte es sich um ein Neugeborenes mit Lungendysplasie, das 8 Stunden nach Spinalanästhesie mit Lokalanästhetikum eine Apnoe erlitt. Solche Kinder erleiden auch ohne Regionalanästhesien Apnoen und werden nicht ambulant versorgt.
Frage: Ist ein Aufsteigen eines sachgerecht durchgeführten kaudalen „single shot" mit Lokalanästhetikum möglich?
Sack: Bei der Opiatgabe in den Epiduralraum besteht die Gefahr der verminderten CO_2 Antwort. Vor allem unter einer zusätzlichen Sedierung kann eine schwerwiegende Atemdepression auftreten.

Frage: Wird nicht die Forderung nach einer 12stündigen Überwachung die Anwendung einer Regionalanästhesie im ambulanten Bereich aus forensischen und organisatorischen Gründen unmöglich machen?
Jage: Nach einer Regionalanästhesie mit Lokalanästhetikum ist keine 12stündige Überwachung nötig. Wenn das Kind wach ist, die Beine bewegen kann und kein Opiat verwendet wurde, kann die Überwachung beendet werden. Nach einer Regionalanästhesie mit Opiat ist eine 24stündige Überwachung erforderlich. Die Spinalanästhesie bei Kindern ist für die ambulante Anästhesie wenig geeignet.
Bei Eingriffen an der unteren Körperhälfte vor allem bei Orchidopexie und Phimosen werden eine Kaudalanästhesie und eine leichte Vollnarkose ohne Opiate kombiniert.
Die Kinder werden in der Regel nach 6 Stunden in Begleitung der Eltern entlassen.
Schulte-Steinberg: Opiate sind in der ambulanten Kinderchirurgie obsolet.

Voruntersuchung

Frage: Stellen neurologische Erkrankungen und Volumenmangel Kontraindikationen zur Regionalanästhesie dar?
Kleinheisterkamp: Tumoren und Erkrankungen des ZNS stellen eine Kontraindikation dar.
Schulte-Steinberg: Erkrankungen des Rückenmarks sind eine Kontraindikation, multiple Sklerose ist keine.
Kleinheisterkamp: Wichtig ist, den Ausgangsstatus durch ein neurologisches Konsil zu dokumentieren. Der Volumenmangel vor Anlage einer Regionalanästhesie kann korrigiert werden. Schwierig zu therapieren ist der intraoperative Volumenmangel. Z. B. Neugeborene können eine Hypovolämie nicht kompensieren, sodaß sie sehr rasch in einen Volumen-

mangelschock geraten. Die kleinen intravenösen Zugänge können den Volumenersatz erschweren.
Schulte-Steinberg: Eine Kaudalanästhesie, z. B. bei Phimose ist bei ambulanten Kindern nicht erforderlich. Der Peniswurzelblock ist ebenso wirksam und weniger komplikationsträchtig.
Kleinheisterkamp: Der Patient kann damit nach 2 Stunden nach Hause entlassen werden.
Dick: Nach Bromage ist bei allen neurologischen Erkrankungen eine Regionalanästhesie durchführbar. Es kann jedoch sehr schwierig sein, die Regionalanästhesie als Ursache einer postoperativen Verschlechterung auszuschließen.
Frage: Muß vor einer Kinderregionalanästhesie unbedingt ein Gerinnungsstatus erhoben werden?
Jage: Bei unauffälliger Anamnese nicht.
Dick: Grundsätzlich gelten bei Kindern die gleichen Forderungen wie bei Erwachsenen.
Schulte-Steinberg: Die Forderung scheitert an den Kosten, vor allem an kleineren Häusern.
Kleinheisterkamp: Eine einfache kostenarme Lösung ist die Blutungszeit. Nur gering aufwendiger ist die Gerinnungszeit. Quick, PTT und TZ stellen zudem keinen umfassenden Test dar.
Frage: Wie hoch sind die Normalwerte bei Säuglingen?
Kleinheisterkamp: Der Quickwert sollte mindestens 50 % betragen.

Ausrüstung

Frage: Was halten Sie von Epidural-Kathetern mit Röntgenstreifen.
Schmidt: Sie sind nicht durchsichtig und teuer. Wenn die Katheterlage verifiziert werden soll, injiziert man eine kleine Menge Röntgenkontrastmittel.

Schulte-Steinberg: Es besteht keine Indikation für einen röntgendichten Katheter. Die fehlende Durchsichtigkeit kann dazu führen, daß man eine Blutaspiration übersieht. Ein Periduralkatheter muß eine endständige Öffnung haben, eine seitliche Öffnung kann von Vorteil sein.
Frage: Was halten Sie von einer Vorpunktion, um die Verschleppung von Hautstanzen zu vermeiden?
Schmidt: Verwenden Sie keine spitzen Nadeln, wie z.B. eine Butterfly. Dann erübrigt sich die Vorpunktion.

Komplikationen

Frage: Was halten Sie von der supraklavikulären Blockade bei Kleinkindern?
Schulte-Steinberg: Da die erste Rippe bei kleinen Kindern gut tastbar ist, kann ein supraklavikulärer Block leicht durchgeführt werden.
Wichtig für alle Blockadeformen ist ein ausreichendes Lokalanästhetikumvolumen. Dazu verwendet man in der Regel Lokalanästhetikumlösungen geringerer Konzentration.
Blockaden oberhalb der ersten Rippe sollten gemieden werden, daher entfallen interskalenäre Regionalanästhesien bei Kindern.
Frage: Wie lange sollten Kinder vor Lokalanästhesien nüchtern bleiben?
Kleinheisterkamp: Bis 4 Stunden vor OP dürfen Säuglinge klare Flüssigkeit zu sich nehmen.
Wangemann: Nächtliche Nüchternheit erzeugt keine Hypovolämie. Die sympathische Blockade infolge einer rückenmarksnahen Leitungsanästhesie ist bei Kindern nicht von solch klinischer Bedeutung wie beim Erwachsenen.

Oberflächenanästhesie

Frage: Wie lange sollte EMLA-Creme einwirken?
Luckhaupt: 60 Minuten ist die Mindesteinwirkzeit, um eine vollständige Anästhesie der Haut zu erreichen. Eine Einwirkzeit von 4 Stunden sollte nicht überschritten werden. In einer Studie an Säuglingen wurden auch nach 4 Stunden Einwirkzeit Blutspiegel von Lidocain und Prilocain weit unter dem toxischen Bereich und keine nennenswerte Methämoglobinämie gemessen.
Die EMLA-Creme ist ab 01. 05. 93 in Deutschland zugelassen. Ein EMLA-Patch ist in Entwicklung.
Frage: Brauchen prämedizierte Kinder überhaupt EMLA-Creme zur Punktion?
Luckhaupt: Die Wirkung einer Prämedikation ist nicht immer sicher voraussagbar.
Wichtige Indikationen der Oberflächenanästhesie sind die rückenmarksnahe Punktion im Wachzustand und Punktionen jeglicher Art bei lang behandelten z. B. onkologischen Patienten.
Heinrichs: Die Gefäßerweiterung nach EMLA erleichtert die Venenpunktion.
Auditorium: Mit 65,– DM ist eine Tube „EMLA" recht teuer. Sie reicht in der Regel für 2 Kinder aus. Das beiliegende Tekaderm-Pflaster ist auch sehr kostspielig.
Luckhaupt: Bei Lumbalpunktion ist nur bei Schmerzen noch eine subkutane Injektion zusätzlich erforderlich, die dann nicht mehr schmerzhaft ist.
Frage: Wird topische Anästhesie zur Analgesie nach Zirkumzisionen durchgeführt.?
Auditorium: Ja, mit Xylocain-Spray.
Luckhaupt: Je nach Verbandstechnik können Spray, Salbe oder Gel eingesetzt werden.

Auditorium: Eine Studie, bei der EMLA-Creme als alleiniges Anästhetikum zur Zirkumzision verwandt wurde zeigte, daß es nicht in allen Fällen ausreichend wirksam war.
Luckhaupt: Zur Lösung von Phimosen, oberflächlichen Hauteingriffen, (Spalthautgewinnung, Penis-PE) wird EMLA erfolgreich eingesetzt.

Caudalanästhesie

Frage: Was halten Sie von Langzeitperiduralanästhesien bei Kindern?
Schulte-Steinberg: Ich habe keine Erfahrung damit.
Frage: Wie lange darf man einen Kaudalkatheter liegen lassen?
Schulte-Steinberg: Nicht länger als die Operationszeit, es sei denn, man verlegt den Katheter unter der Haut.
Frage: Wann soll man Epiduralkatheter röntgen?
Schulte-Steinberg: Nur bei abnormer Anästhesieausbreitung, ansonsten bestätigt der Therapieerfolg die korrekte Lage.
Frage: Über welche Komplikationen klären Sie die Eltern auf?
Schulte-Steinberg: Über eine Blutung und ihre Folgen. Klinisch bedeutsame Blutungen traten ausschließlich bei Epiduralanästhesien auf.
Frage: Welcher Pathomechanismus liegt der Quadroplegie nach Luftinjektion zur Testung der epiduralen Lage zugrunde?
Schulte-Steinberg: Wahrscheinlich eine Luftansammlung im Hirnstamm.
Frage: Darf noch weiter mit Luft getestet werden?
Schulte-Steinberg: Testen Sie besser mit Kochsalzlösung.
Kuleszynski: Außerdem kann sich Luft im Periduralraum an die Nervenwurzeln anlagern und damit verhindern, daß das Lokalanästhetikum wirkt. Man riskiert ein punktuelles Versagen der Anästhesie.

Frage: Sie gaben 0,5 ml/kg KG Lokalanästhetikum bei thorakaler Epiduralanästhesie an. Dies führt zu hohen Volumina bei älteren Kindern.

Schulte-Steinberg: Diese Dosierung gilt für Kinder unter 5-7 Jahren.

Schmidt: Nach dem Loss of resistance kippen wir die Nadel in Richtung kranial und schieben sie 2 mm vor.

Schulte-Steinberg: Ich schiebe die Nadel nie weiter vor.

Frage: Wieviel Kochsalzlösung nimmt man zur Testung des Loss of resistance? Kochsalzlösung in höherer Menge verdünnt die Lokalanästhetikumdosis.

Schulte-Steinberg: So wenig wie möglich. Folgende Methode ist sehr elegant: Schließen Sie eine Mikrotropfanlage an die Nadel an. Wenn sie läuft, ist der Epiduralraum erreicht.

Frage: Kann eine Regionalanästhesie eine maligne Hyperthermie triggern?

Auditorium: Mepivacain und Bupivacain sind als sicher bei maligner Hyperthermie anzusehen. Zur Muskelbiopsie wird in unserer Klinik ein 3 in 1-Block mit Mepivacain angelegt.

Frage: Wie lange brauchen Sie um eine Kaudalanästhesie anzulegen? Gibt es eine Altersgrenze für eine Regionalanästhesie?

Schulte-Steinberg: Zur Anlage braucht man wenige Minuten. Die untere Altersgrenze ist „5 Minuten nach der Geburt". In Florenz wurde Kindern mit biliärer Atresie eine kontinuierliche Kaudalanästhesie angelegt und über Endotrachealtubus Lachgas und Sauerstoff verabreicht. Die Kinder konnten nach etwa 3stündiger Operationszeit ohne Nachbeatmung auf Normalstation verlegt werden.

Frage: Wie führen Sie die Desinfektion bei Kaudalanästhesie durch?

Schulte-Steinberg: Wir desinfizieren sorgfältig mit üblichen Hautdesinfektionsmitteln (z. B. Merphen)

Frage: Bis zu welchem Alter kann der Epidural-Katheter von kaudal bzw. lumbal bis nach thorakal vorgeschoben werden?
Schulte-Steinberg: Ab dem 8. Monat verdichtet sich das Fettgewebe, damit ist das Prozedere nicht mehr einfach möglich. Schieben Sie nie weiter vor, wenn Sie einen Widerstand verspüren! Gunter hat 24 G-Katheter mit Mandrin hochgeschoben, bei Kindern bis zu 10 Jahren.
Crain empfiehlt die Kaudalanästhesie statt Spinalanästhesie bei Kindern mit RDS.
Frage: Wie häufig sind Komplikationen bei der Kaudalanästhesie zu erwarten?
Schulte-Steinberg: Bei 2000 Anästhesien haben wir nie eine klinisch relevante Blutung gesehen.
Auditorium: Wir verwenden Kindercavafix, weil sie sich im Epiduralraum gut vorschieben lassen. Zur Sedierung applizieren wir 1 - 2 mg Disoprivan/kg KG/h, die Kinder atmen spontan.
Heinrichs: Die Dosierung erscheint niedrig. Welche Prämedikation verwenden Sie?
Auditorium: Midazolam.
Heinrichs: Bei uns wird die Regionalanästhesie in Narkose angelegt. Im Vergleich schnitten eine Propofol i.v.-Narkose mit einer flachen Isofloran-Narkose im Aufwachverhalten gleich ab.
Auditorium: Bei niedriger Propofol-Dosierung haben Sie eine sichere Amnesie.
Heinrichs: Kann das Hochschieben des Kaudalkatheters bei Baucheingriffen als Standardmethode empfohlen werden?
Schulte-Steinberg: Durchaus. In Florenz ist es Routine. Kaudalkatheter sollten postoperativ nicht liegen gelassen werden.
Frage: Warum soll man einen Epidural-Katheter einlegen, wenn eine single shot-Injektion Bupivacain mit Adrenalin 10 Stunden wirkt?

Schulte-Steinberg: Kaudalkatheter werden eingelegt zur thorakalen Periduralanästhesie, sonst braucht man sehr hohe Lokalanästhetikumdosierungen.
Frage: Wie dosiert man das Lokalanästhetikum?
Schulte-Steinberg: Kaudal und lumbal gemäß dem Busoni-Schema.
Frage: Ist eine Kaudalanästhesie ohne zusätzliche Narkose zur Herniotomie geeignet?
Schulte-Steinberg: Die Kaudalanästhesie kann ohne zusätzliche Narkose zur Herniotomie verwandt werden.

Spinalanästhesie

Frage: Gibt es eine Indikation, eine Spinalanästhesie bei gesunden Neugeborenen anzulegen?
Viguier-Loewe: Die Spinalanästhesie bei Kindern wird kontrovers diskutiert. Eine sichere Indikation besteht bei Frühgeborenen mit Atemnotsyndrom zur Herniotomie.
Auditorium: Postspinaler Kopfschmerz tritt laut einer pädiatrischen Studie bei Kindern unter 10 Jahren weniger häufig auf als bei Erwachsenen.
Bei Verwendung der Sprotte-Nadel traten bei 1-2% der 6-17jährigen Kopfschmerzen auf.

Periphere Blockaden

Frage: Wie vervollständigt man den Plexus Axillarisblock, falls der Nervus musculocutaneus nicht erreicht wurde?
Fichtner: Durch eine Injektion von 1-5 ml 0,25% Bupivacain zwischen Musculus brachioradialis und Bizepssehne.
Auditorium: Man kann auch beim Herausziehen der Nadel aus der Gefäßnervenscheide diese etwas nach ventral wenden und ein Depot unter den Muskelbauch injizieren.
Beim Verlassen der Gefäßnervenscheide wird außerhalb noch 1 ml Lokalanästhetikum gespritzt und eingerieben.

Schulte-Steinberg: In „Pediatric anesthesia" von Brown und Fisk werden die Blockaden der unteren Extremität mit Hilfe des Loss of resistance Prinzips (z.B. Ischiadicus) beschrieben.

Frage: Welche Indikation zur IV-Regionalanästhesie gibt es bei Kindern?

Fichtner: Sie ist nur bei größeren Kindern indiziert, da die IV-Regionalanästhesie zur Kombination mit einer Vollnarkose nicht geeignet ist. Die Anästhesie endet mit dem Öffnen der Manschette, es gibt also keine postoperative Analgesie.

Auditorium: Die Injektion von 1/2-1 Ampulle Kineton erniedrigt die Blutspiegel von Lidocain bzw. Prilocain deutlich. Bei Unterarmeingriffen intensiviert und verlängert die Anlage eines Unterarmtourniquets für 10 Minuten die Anästhesie. Bei längerer Stauung besteht die Gefahr einer Nervenschädigung.

Heinrichs: Gibt es überhaupt eine zwingende Indikation für die IV-Regionalanästhesie bei Kindern?

Jage: Ja, z.B. stellt die Radiusreposition bei größeren Kindern mit vollem Magen eine eindeutige Indikation dar. Hier ist eine schnelle und sichere Anästhesie erforderlich. Ich verwende hierbei einen distalen Tourniquet und eine 2%ige Lokalanästhetikumlösung. Das Problem ist nachher die Gipskontrolle.

Auditorium: Eine Indikation in der Schmerztherapie für die IV–Regionale ist der Morbus Sudeck.

Ein Peniswurzelblock sollte mit dem Operateur abgesprochen werden.

Man kann beim Peniswurzelblock die gesamte Menge des Lokalanästhetikums medial zwischen Symphyse und Peniswurzel injizieren. Ein zirkulärer Wall ist nicht erforderlich.

Fichtner: In unserer Klinik wird ein Ringwall subkutan injiziert.

Kleinheisterkamp: 10 - 15 Minuten nach Injektion des Lokalanästhetikums verschwindet die Wölbung durch den Ringwall.
Frage: Führt jemand ilioinguinalis-iliohypogastricus Blockaden für Leistenhernien durch? In der eigenen Klinik wird unter Vollnarkose die Regionalanästhesie angelegt und zum Operationsbeginn die Narkose ausgeleitet.
Heinrichs: Der 3 in 1-Block ist sehr gut bei Frakturen der unteren Extremität und zur Diagnostik bei MH geeignet.

Opioide in der Regionalanästhesie

Heinrichs: Wenn Opiat peridural verabreicht werden soll, bringt Sufentanil einen Vorteil wegen seiner Lipidlöslichkeit?
Jage: Die transnasale Anwendung von Sufentanil bei Erwachsenen führte zu Sedierung und Atemdepression. Sufentanil sollte man Kindern gar nicht verabreichen. Fentanyl kontinuierlich epidural gegeben ist wegen der niedrigen Dosierung am nebenwirkungsärmsten.
Auditorium: Wir verwenden Buprenorphin mit Bupivacain epidural auf der Intensivstation: 1/3 Ampulle Buprenorphin/ 24 h mit 0,2 mg Bupivacain/kg KG/h bei 10 kg schweren Kindern.

Autorenverzeichnis

Frau Dr. Jutta Collo
Klinikum der Johannes Gutenberg-Universität
Klinikum für Anästhesiologie
Langenbeckstraße 1, 55131 Mainz

Prof. Dr. med. Dr. h.c. W. Dick
Klinikum der Johannes Gutenberg-Universität
Klinikum für Anästhesiologie
Langenbeckstraße 1, 55131 Mainz

Dr. K. Fichtner
Klinikum der Johannes Gutenberg-Universität
Klinikum für Anästhesiologie
Langenbeckstraße 1, 55131 Mainz

Prof. Dr. J. Jage
Klinikum der Johannes Gutenberg-Universität
Klinikum für Anästhesiologie
Langenbeckstraße 1, 55131 Mainz

Frau Dr. Ursula Kleinheisterkamp
Klinikum der Johannes Gutenberg-Universität
Klinikum für Anästhesiologie
Langenbeckstraße 1, 55131 Mainz

Frau Dr. Kornelia Luckhaupt
Klinikum der Johannes Gutenberg-Universität
Klinikum für Anästhesiologie
Langenbeckstraße 1, 55131 Mainz